新潮新書

村上智彦
MURAKAMI Tomohiko

医療にたかるな

513

新潮社

はじめに――夕張から考える日本の未来

2006年6月、夕張市の財政破綻《はたん》が明らかになりました。

夕張市立総合病院も退職者が続出して崩壊同然となり、「地域の健康と安心が奪われる」と大騒ぎになりました。かねてから地域医療の再生に取り組んでいた私は、誰も引き受け手のいなかったこの病院を2007年から引き継ぐことにしました。

それから5年、本当に色々なことがありました。中にはとても人に言えないことや、恥ずかしいことや、驚くこともありました。

ただ全般的にいえることは、私はずっと「戦っていた」ということです。戦う相手は行政であったり、旧態依然とした既得権益であったり、住民の依存体質であったり、時によって様々でした。

今になって振り返ってみると、私が戦っていた「敵」は、いずれもちょっとしたごまかしの積み重ねによって作られてきた〝日本社会の仕組み〟そのものだったように思います。

北海道の片田舎で、細々と地域医療に取り組んでいる一医師が、「〝日本社会の仕組み〟と戦っている」などと言うと、都会に住んでいる方は「夕張なんかと一緒にしないでくれ」と思うかも知れません。

しかし、夕張を知れば知るほど、この町ほど日本の将来を考えるのに適した場所はないと強く確信するようになりました。

なぜなら、夕張こそが「日本の縮図」だからです。

これは、財政破綻した2007年当時の夕張市と日本を比較してみるとわかりやすいと思います。

日本の人口は1億2000万人強で、夕張市の人口は約1万2000人。日本の国債残高は680兆円（現在は約1000兆円）で、夕張の借金は630億円。夕張は、人口と借金の割合が日本のほぼ1万分の1になっている関係にあります。

また高齢化率（65歳以上の人口割合）を見てみると、日本の23％に対し、夕張市は倍近い44％となっています。世界一高齢化が進んでいる日本の中でも、夕張市はもっとも高齢化が進んでいる地域ということになりますが、じつは2050年に日本の高齢化率は40％になると試算されているのです。つまり、夕張市はおよそ40年後の日本の人口構成を先取りしていることになります。

地域経済の疲弊、少子高齢化、過疎化、教育問題、大衆迎合政治、住民の依存体質……まさに高度成長期に日本に蓄積されてきた「歪《ひずみ》」が、夕張において「財政再建団体」という情けない形で具現化してしまったと私は感じています。

夕張で起こっている問題は、近い将来、必ず日本各地でも起こることになるでしょう。その時、私がいま夕張で取り組んでいる医療改革が、結果として2050年頃の日本の高齢化社会における医療の在り方を模索する作業になっているのではないか。さらには、同じく高齢化の道を辿っている諸外国のお手本となるのではないか。そのように私は考えています。

ぜひ皆さんにも、この本に書かれている問題を「他人事」ではなく「自分事」として読んで欲しいと思います。

本書ではあらゆる「敵」を名指しして、例外も聖域もなく徹底的に叩きます。

政治、行政（官僚、公務員）、財界、マスコミ、そしてもちろん我々医師や病院職員も例外ではありません。また、通常は「弱者」であり「善」と捉えられがちな市民（患者）でさえも聖域ではありません。

時には過激すぎるように思えたり、個人攻撃に思えたりすることもあるかも知れません。しかし、先にも述べたとおり、本当の敵は「個人」ではなく、「仕組み」（考え方の構造）なのです。

そして、この日本社会の仕組みを変えていくには、オブラートに包んだ八方美人の物言いでは不可能だと私は考えています。私の目的は、日本人の「健康」と「安心」を取り戻すことであって、多くの皆さんの良い評価を得ることではありません。実際、夕張でも「発言が激しすぎる」と批判を浴びることがありました。しかし、夕張のような地で都合の良いことだけを言っていたら、また破滅への道を辿《たど》ることになるのは明らかです。本書では、たとえ違和感や嫌悪感を持つ読者が出ることになろうとも、時にはあえて厳しい表現を使っていこうと考えています。

おそらく私のような人間は、一昔前の日本なら誰にも相手にしてもらえなかったと思います。しかし、幸いにも最近では、明らかに世間の風向きが変わりつつあることを日々肌で感じるようになってきました。

以前なら絶対に私のような人間には近寄らなかったであろう厚生労働省の官僚や有名大学の教授が、私の話を聞きに来てくれるようになりました。ＮＨＫの「ＥＴＶ特集」やＴＢＳ系列の「情熱大陸」が私の取り組みを番組にしてくれたり、「エコノミスト」や「シュピーゲル」などヨーロッパの有名誌が取材に来てくれたりしました。人気作家の海堂尊《たける》さんともすっかり意気投合し、ベストセラー小説『極北クレイマー』の文庫版の解説を書くという、大変ありがたい体験までさせてもらいました。

また、最近ではどちらかというと「左翼」とされる人や「市民団体」側にいる多くの方が、私の活動を熱心に支援して下さるようになりました。２００９年に、「年越し派遣村」の村長を務めた湯浅誠さんと一緒に「若月賞※」を受賞できたことは、今でも大変嬉しく思っています。

それぞれの立場やイデオロギーと関係なく、「日本の将来を真剣に考えている人たち」が応援してくれるようになったと感じています。これは「右翼／左翼」「保守／リベラル」「権力／市民」等の古くさい二項対立の考え方では、これからの現実に対応できないと多くの人が気付きはじめた証拠ではないでしょうか。

本書では、この風向きの変化を力にして、皆さんと共に医療の再生、日本の再生について考えてみたいと思います。

※佐久総合病院の若月俊一《としかず》名誉総長（故人）の業績を記念し、地域医療や保健・福祉分野などで業績のあった人に贈られる賞。

医療にたかるな●目次

はじめに　3

第1章　日本の医療はなぜ「高い」のか？

第2章　医療を壊す「敵」の正体

第1章　日本の医療はなぜ「高い」のか？

1.「医療費が高い地域」に同情するな

過剰医療への宣戦布告

私は生まれも育ちも北海道です。

1961年に枝幸《えさし》郡の歌登町《うたのぼりちょう》（現・枝幸町）で生まれました。歌登町は北海道の北部、宗谷管内に位置し、稚内から車で2時間40分、旭川から3時間も要する、四方を山で囲まれた小さな盆地にあります。当時は道路も舗装されておらず、産院もないような医療過疎地で、母は私を自宅のソファで産みました。

子供のころから科学好きで、中学は化学部、高校は生物部に入っていました。大学も

「白衣を着て、試験管を振る」イメージに憧れて、北海道薬科大学に入りました。薬学の研究者になろうと大学院で薬物代謝の研究をしていた際、学費を稼ぐため薬剤師として病院勤務を始めました。

そこで目にしたのは、「検査漬け」「薬漬け」の過剰医療の現実でした。検査をたくさんして、薬を投与すればするほど儲かる医者。できるだけ多くの検査を受け、薬を何種類ももらわないと安心できない患者。両者の不健康な共依存関係を目の当《ま》たりにし、これは何とか変えていかなければと思いました。

よい医療とは、最低限の検査で正確な診断を下し、適切で副作用のない少量の薬で治すことではないか。そう考えた私は、より効き目があり副作用が少ない薬を使うよう医者に進言しました。しかし、「薬剤師の分際で何を言うか！　医者になってからものを言え！」と一喝されました。あまりに頭に来たので、私は薬学の研究者になる道を捨てて、医者に転身することを決意しました。自分が医者になって、住民の健康を本当に守ることができる医療、しかも病院の経営面でもしっかりと成り立つような医療を実現させてやろうと考えたのです。

金沢医科大学に入り直し、32歳で医師免許を取得すると、自治医科大学地域医療学教室の五十嵐正紘《まさひろ》教授のもとで研修を受けました。五十嵐先生から、「単に医療を提供するだけでは、地域の健康は守れない」「医者は〈治療〉だけではなく、地元住民や行政と協同して〈健康づくり〉をやらなければならない」など地域医療の核となる考え方を学び、その後いろいろな地域で経験を積みました。

医療過疎地での診療所開業

私がはじめて自分で地域医療を立ち上げたのは38歳のときでした。場所は北海道の瀬棚町《せたなちょう》です。道南のはずれの檜山《ひやま》地区、不幸にも地震で有名になってしまった奥尻島の向い側に位置する、人口２８００人位の小さな町でした。自然環境に恵まれていて、漁業や酪農、農業が盛んでした。日本の女医第1号である荻野吟子が開業した町としても知られ、記念碑も建っています。現在では市町村合併により、周辺の北檜山町、大成町と合併して、せたな町瀬棚区になっています。

当時、瀬棚町は無医状態でした。医師を探していた平田泰雄町長から招聘《しょうへい》されて、１９９９年に無床の仮診療所を開業することになったのです。翌年には新しい有床診療所が完成する予定でしたが、とりあえず最初の1年間は「老人と母と子の家」という福祉施設の一部分を診療所に改築し、診療をすることになりました。施設の一角に間仕切りして診察室やレントゲン室を作り、小さな体育館のステージに検査機器を置き、ステージ脇に内視鏡の部屋を作りました。同じ建物の中でカルチャースクールや体操教室も開催されていたので、診療中に民謡が聞こえてきたりして、とてものどかな雰囲気でした。

1年後、「荻野吟子記念　瀬棚町国民健康保険医科診療所」が完成しました。16床の入院ベッドを持つ有床診療所に、歯科診療所も併設され、ヘリカルCT、レントゲン装置、上部・下部の内視鏡、心電図、各種検査機器や人工呼吸器まで備えた重装備の診療所でした。

診療所の隣には保健センターが併設され、保健師が5人いて（人口2800人で5人も保健師がいるのはかなり恵まれている方です）、町役場の保健福祉課が移設され、保健・医療・福祉が一体化したサービスの提供が可能となりました。

日本一医療費の高い町

じつは瀬棚町は、1989年から4年連続で高齢者1人当たりの医療費が日本一になったという不名誉な記録を持っています。

もともと北海道は日本で最も医療費が高い地域ですが、その中でも高齢者1人当たり約140万円という瀬棚町の医療費は特別でした。ちなみにこの頃の北海道の高齢者1人当たりの医療費は100万円位で、日本全体の平均は75万円位だったと記憶しています。

「医療費が高い」というと、「そんなに重い病気の人が多いなんて可哀想」と同情する人がいるかも知れません。しかし、それは間違いです。

ほとんどの場合、医療費が高い地域には共通点があります。

高齢化が進んでいて、生活習慣が悪く、検診の受診率が低く、医療に対する依存が強く、コンビニ受診（夜間・休日など診療時間外に受診すること）が多く、医療過疎だということです。つまり、もともと住民の健康意識が低く、予防にも無関心であることが、医療費を高くしているのです。

もちろん高齢化は仕方がない面もあります。しかし、後で述べるように、少なくとも医療過疎は住民の意識と密接に関係しており、決して「仕方がない」ことだとは私は思いません。

瀬棚町の医療費の半分位は入院によるものでした。地域の患者は、都市部の大病院に通院するのが困難なため、どうしてもそのまま入院してしまう例が多いという事情もあります。しかし、瀬棚町にいて感じたのは、本当に必要があって入院している人は一部であり、実際は「帰ったら不安だから」「介護者がいない」といった理由で入院している人が多いということです。

このような話をすると、いつも「弱者である地域住民が都市部の大病院に入院するのは当然の権利じゃないか」という議論になります。

しかし、そのような議論に私は違和感を覚えます。なぜなら、どのような治療が必要で、なぜそれを実施する医師や看護師が地域にいないのか、あるいは患者の希望に沿うような医療を行うにはどれくらいコストが必要で、誰がそれを負担するのかといった、根本的な議論が抜けていると感じるからです。

「命に関わることなのに、コストの話をするのはけしからん！」という人がよくいますが、私は「命に関わることだからこそ、コストを含めた現実的な話をするべきだ」と思います。

そこで思考停止するから、「帰っても不安なので……」などという安易な入院が増えてしまい、本当に入院治療が必要な人たちの権利が奪われているのではないでしょうか。

しかも、そのコストの大部分は、国民の支払っている保険料から賄《まかな》われることになります。また、とくに高齢者については、この手の「社会的入院」が本人の生きる体力や気力を奪ってしまうことが多いので、かえって命を粗末にすることにつながってしまう恐れもあります。

治療が終わったら自宅や地元の施設へ帰るのが本来の病院の使い方です。医療費の高い地域というのは、じつは「不安」や「介護」の問題を医療に丸投げする習慣が根付いてしまっている地域のことであり、私が来たころの瀬棚町は、まさにその典型でした。

2．健康意識は「施し」からは生まれない

「ケア」と「キュア」

私が瀬棚町で取り組んでいた仕事は、保健・医療・福祉が一体となってサービスを提供する「地域包括ケア」というものです。

以前から日本では福祉がケア（療養）を提供し、医療は主としてキュア（治療）を提供するという二元システムとなっていました。高度成長期は若い人が多かったので、医

療はあくまで「病気を一時的に治療して治す」ものと考えられており、病気を抱えたまま長く療養するといった想定はあまりなされていなかったのです。

しかし、現在のように高齢化が進んでくると、福祉でケアをする「障害」と、医療でキュアをする「病気」の区別がつきにくくなってきます。社会生活に支障が出てくると「障害」と呼び、それが一線を超えると治療が必要な「病気」と呼びますが、その線引きをはっきりできるわけではありません。高齢者に提供するサービスも、「ここまでが福祉で、ここからが医療」といった線引きをすること自体が難しくなってくるのです。

寝たきりで、しかも何かしらの病気を持つといった方は多いのに、縦割り行政の弊害でケアとキュアがそれぞれ別の所から提供されるというのでは、明らかに非効率的でサービスの質も低下してしまいます。そこで、福祉と医療を一元化させる地域包括ケアという新しい仕組みが必要となってきたのです。

また、福祉や医療のサービスを提供する社会資源が限られている地域では、なるべく障害や病気を生まないことが大切です。保健活動により住民の健康意識を高め、予防医療を徹底することが肝要になります。

これらの地域包括ケアの実践については、岩手県にある藤沢町民病院の佐藤元美《もとみ》先生に教わりました。佐藤先生は藤沢町で「健康と福祉の里」づくりを実践され、地域包括ケアの第一人者のひとりとして知られています。瀬棚町に来る前の1年間、私はここで地域医療の実践、行政との連携や在宅医療といったノウハウをひと通り学びました。

患者を減らす方法

瀬棚町の新しい診療所がオープンすると、外来の患者数は連日100人を超えるようになりました。一番多い日で158人を記録したこともありました。しかも、脳出血や進行した癌といった重症者が多いので、余計に診察に時間がかかります。

「一人ひとりの患者としっかりコミュニケーションを取る」のは地域医療の基本中の基本ですが、これでは患者が多すぎて、それどころではありません。知り合いの医師に頼み込んで応援に来てもらいましたが、それでも外来診療に加えて入院患者がいて、さらに往診や訪問診療もあり、昼食を抜いても時間がまったく足りない状態になりました。

「どうすればいいのか？」と悩みましたが、どう考えてもこんなに多くの患者を診察し続けるのは不可能です。となると、患者数を減らす、つまり予防医療を徹底して病気そのものを減らしていくしかありません。私はあえて一人ひとりの患者とじっくりコミュニケーションを取り、生活習慣などを詳しく聞いて、健康指導を徹底するようにしました。

その結果、当然ですが、外来での待ち時間が長いと苦情が殺到するようになりました。予約制を導入し、待合室にテレビや雑誌を充実させ、スタッフに積極的に待合室の患者に話しかけるようにしてもらい、看護師の判断で診察前に必要な検査をすませるなど、できることは何でもやりました。それでも毎回じっくり全員と話し込むのは難しいので、カルテにどれだけ話が出来たかをメモしておき、あまり話せなかった患者とは次の診察の時にじっくり話すようにするなど、コミュニケーションを確保するよう工夫しました。とは言え、患者と楽しく談笑していたわけではありません。むしろ、最初の頃は説教ばかりしていました。「さっさと薬を出せ」という患者には、「無診察投薬は違法ですし、薬に依存するのも医療費の無駄です。まずは生活習慣を改めてください」と言って、相手が禁煙や禁酒をする気になるまで懇々と諭しました。気性の荒い元漁師さんとそんなやり取りをしていると、傍《はた》からはほとんど喧嘩しているように見えたかも知れません。

最初は「うるさい医者だな」と煙たがられましたが、こちらが本気で病気を治そうとしていることが相手に伝わると、徐々に受け入れてもらえるようになりました。特に血液検査の数値が良くなるなど生活習慣改善の効果が目に見える形で現れてくると、住民たちに熱心に支持してもらえるようになりました。

だからと言って、すぐに患者数が減ったわけではありません（むしろ近隣の町からも患者が来るようになり、忙しさは変わりませんでした）。しかし、健康指導や生活改善の手応えは充分に感じることができたので、スタッフの手を借りながら何とか時間をやりくりして、さらに本腰を入れて予防医療に取り組むようになりました。

一次予防がもっとも安い

予防医療には色々な考え方がありますが、簡単に分類すると以下のようになります。

一次予防……病気にならないようにする→予防接種、食事、運動、禁煙など
二次予防……早期発見・早期治療→検診の受診率を上げる
三次予防……病気になっても重症化させない→再発予防、経過観察等

一次予防がもっとも経費が安くて重要です。

生活習慣の改善を勧める「健康講話」なら、費用もほとんどかかりません。たとえば、女性の高齢者にはこんな話をします。

「日本の女性の平均寿命は、だいたい86歳です。世界で一番の長寿ですが、食べすぎ太りすぎに気をつけてちゃんと健診を受ければ、93歳ぐらいまで生きられます。

太りすぎると糖尿病になったり血圧が高くなったりして、血管がボロボロになって脳卒中や心筋梗塞にかかりやすくなり、長生きできません。

また、女性は年をとってくるとだんだん骨が弱って骨粗鬆症《こつそしょうしょう》になりやすくなります。膝も腰も弱ってきます。家にたとえれば、柱が弱ってくるようなものです。そこに体重が増えたらどうなりますか？　屋根に雪が積もって倒壊する家屋のようになってしまいかねません。だからと言って、整形外科に行って人工骨を入れなきゃならないわけではありません。柱を直さなくても、その分、壁を補強すればいい。つまり筋肉を鍛えればいいんですね。80歳を過ぎて筋トレなんかやってもムダと思っている人がいるかも知れませんが、筑波大学の研究では85歳でもトレーニングすれば筋肉がつくことがわかっています。運動すれば、太りすぎも防げますから一石二鳥です」

しかし、予防医療全体に言えることですが、予防ということに対して、人々は総論賛成で各論反対となりがちです。誰もが良いと分かっているし、必要と考えている。でも、いざ運動やトレーニングを実行しようとしても、なかなか出来ない。禁煙すれば癌も心筋梗塞も脳卒中も予防できることは知っていても、今は痛くも苦しくもないので、「分かっちゃいるけど止《や》められない」。こういう人が多いのです。

ふだんは好きなことをやって楽しく過ごし、いざ病気になったら医療にお任せという生き方が楽だし、人間の性《さが》とはそういうものだと思います。でも、高齢者が増える一方、社会資源が乏しくなるこれからの日本で、そんな「贅沢《ぜいたく》」な生き方は不可能です。

注射信仰を逆手に

しかし、禁煙しろだの節食しろだの、やりたくもないことをうるさく言われる病院にわざわざ来たがる人はいません。

そこで私が考えたのは「注射」を使うことでした。

瀬棚町の高齢者には「注射信仰」がありました。「風邪をひいたら注射」「痛くなれば注射」「体がだるければ注射」といった具合で、とにかく注射はどんな病気にもよく効いて、逆に注射をしないと健康に悪いと思い込んでいる人がたくさんいました。

実際はまったくそんなことはありません。昔は「風邪の注射」として解熱剤や抗生剤などを使いましたが、抗生剤は風邪のウィルスには無効です。解熱剤の注射をすると、熱が下がり痛みも和らぐので一見効いた気になりますが、実は風邪の回復を遅らせてしまいます。しかも、注射は効果が早いぶん副作用も多く、最近の若い医師はあまり使いません。たとえば代表的な解熱剤の注射である「メチロン」というピリン系の医薬品は、あくまでも対症療法に過ぎず、ショックによる死亡例もあり、本人の気分が良くなる以外に良いことは何もありません。

ところが瀬棚町では、いくらそのような説明をしても、「うるせえ、とにかく注射を打て！」という方が多いのが頭痛の種でした。そこで私は、それを逆手に取ろうと考えたのです。注射なら高齢者も受け入れやすいし、ふだん病院に来ない人たちも来てくれる。それなら予防接種をどんどんやって、予防意識を高めればいいじゃないか——。

インフルエンザの予防接種に始まり、当時まだ日本では普及していなかった肺炎球菌ワクチン接種を開始し、とにかく住民に予防という観念を植えつけることにしました。

もちろん予防接種にもお金がかかります。インフルエンザは２５００円、肺炎球菌ワクチンは５５００円と決して安くはありません。そのため、それぞれ１５００円と２０

00円ずつ公費助成をして、高齢者が受けやすくなるようにしました。とくに肺炎球菌ワクチンの公費助成については、日本でも初の試みで注目されました。

行政の動かし方

駄目な行政の三つの言い訳というのがあります。「前例がない」、「条例がない」、「予算がない」です。出来ない理由というのは本当にいくらでも出てくるものです。

しかし逆に前例を作り、議会を通して予算を取り、条例を作れば、粛々《しゅくしゅく》と物事が進んでいくのが日本の良いところでもあります。だから、まずはインフルエンザのように単純で分かりやすくて、馴染みのある予防接種で前例を作り、次の肺炎球菌ワクチンにつなげていきました。

予防医療の難しいところは、「病気が減る＝何も起こらない」ことなので、その成果が目に見えにくいということです。だからこそ、結果を数値化して過去と比べたり、他の地域と比べたりすることが必要になってきます。とくに大切なのは、効果をお金（医療費や予算）に換算して示すことです。

肺炎は、昔に比べれば命を落とす人が減ったとはいえ、高齢者に限ればいまだに死因の第1位です。医療費は平均で1人25万円、高齢者だと50万円ぐらいかかります。1人2000円の公費助成をしたとしても、250人に予防接種をして1人でも肺炎を予防できたら元が取れることになります。文献にもよりますが、肺炎球菌ワクチンは大体5～10年効果が持続して50～80％の肺炎を予防できるとされていますから、大きな視野で見れば財政的にもプラスになり、町の医療費もかなり削減できることになります。

幸いにも平田町長はすぐにこの考えを理解してくれて、条例の制定に向けて動いてくれました。

格差をつければ公平になる

予防医療で大切なことは、それを文化や習慣にすることだと思います。

すでに書いたように、まだ痛くも痒《かゆ》くもない状態の人々に、わざわざ病院まで来てもらうのはかなり大変なことです。

だからこそ、とにかく毎年必ず定期的にやることが大切です。「4月になったから検診を受けようか」あるいは「10月になったから、そろそろ予防接種を受けようか」といった言葉が出るようになればしめたものです。

それ以外の方法で考えられるのは、予防行為に対してインセンティブを付けたり、逆に予防をしない人にペナルティーを与えることです。たとえば検診を受けている人の保険料を安くし、受けていない人の保険料は高くする。あるいは、いつでもどこでも好きなときに好きな医療機関で診てもらえる現行の「フリーアクセス」を制限して、予防や自己管理の意識を高める。

こんなことを講演会で話すと、「そんなことをしたら、医療格差が生まれる！」と反対する方がよくいます。しかし、貧富の差によって医療に格差をつけようというのなら問題はありますが、国民皆保険制度を前提とした上で、各人の予防や自己管理の意識を高める施策を行うことになんの問題があるのでしょうか。本来保険というものは、リスクの高い人が多くを負担するのが当たり前ですから、予防意識に応じて格差をつけることは理にかなっていて公平な方法だと思います。

保険制度とフリーアクセス

保険制度は相互扶助の原則で成り立っていますから、権利だけではなく義務も発生します。たとえば介護保険制度をみると、介護保険を受けるためには介護保険料を納めて、寝たきりにならないように努力することが必要であると明記されています。

医療保険も同じです。保険料を納めて、他の人のことも考えて、なるべく病気にならないように心がける義務があります。検診もろくに受けないで、好き勝手に不健康な生活を送っている人は、本来なら保険を受ける権利もないのです。

フリーアクセスの制限にしても、「自由に病院を選択できないと命に関わる」と言う人がいますが、そんなことはありません。かかりつけ医の紹介状がなければ専門医にかかれなかったり、大病院に行けなかったりするのは、他の国では当たり前のことです。日本の場合、医師や患者のモラルが高かったので、これまで何とかフリーアクセスでもやって来られました。しかし、近年のように「モンスター・ペイシェント」と呼ばれるワガママな人たちが多くなってくると、ある程度フリーアクセスを制限しないと、本当に治療を必要としている人たちに必要な医療が届かなくなってしまいます。

熱が出ただけで救急車で大学病院に駆け込むといった馬鹿げた現状を改善するためには、大病院や専門医療を受ける場合、かかりつけ医の紹介状がない人の料金を高くしたり、救急車を有料にしたりするべきです。それが不平等だと私は思いません。そんなことで人の死亡率があがったり、平均寿命が下がったりすることもありません。

要するに、「安全」は社会保険で守り、「安心」は自己負担で守るべき、というのが私の考えです。

「施し」は逆効果

瀬棚町で予防接種を実施するとき、私は公費助成は必要だと考えていましたが、無料でやることには絶対反対でした。なぜなら、無料にしてしまうと受ける本人がその意味や意義を考えず、予防意識を高めるせっかくの機会が生かされなくなってしまうからです。ただの「施し」になってしまうのは私の本意ではありませんでした。

あくまでも予防接種は予防医療を実践するツールであって、目的ではありません。そこを履き違えると、本末転倒になってしまうと感じていました。

その後も、ただの施しにならないように注意しながら、ニコチンパッチの公費助成による禁煙活動「やすみどり」、冬期間の運動不足解消のための運動教室「ほそみどり」、さらに地域に出かけての「健康講話会」など、さまざまな予防医療活動を行いました。

これらの取り組みはＮＨＫの「ＥＴＶ特集」や雑誌、新聞等でも何度か取り上げられていますので、ご覧になった方もいるかも知れません。

その結果、瀬棚町では、もっとも高い時で高齢者1人当たり140万円ほどもした医療費が、70万円台にまで下がりました。

もちろん、これは私一人で実現したことではありません。もともと地域包括ケアに高い関心を持っていた平田町長の後押し、また5人の保健師さんたちが熱心に地域住民を指導してくれこと、その他多くの関係者の協力があってはじめて実現できたことでした。

しかし、瀬棚町での挑戦は道半ばで突然終わることになりました。前述の通り、平成の大合併で瀬棚町は「せたな町」となりましたが、新しく就任した旧北檜山町出身の町長は予防医療にまったく理解がありませんでした。予防医療の意義や研修医受け入れの必要性などを訴えても、「医者の分際で行政に意見するとは何事か。立派な病院を建てれば、住民も喜ぶし、医者なんていくらでも集まるんだ!」と瀬棚町での取り組みを全否定されました。私は新町長と大喧嘩をした末に、7年間を過ごしたこの地を去ることになりました。

3．医療施設では人の健康は守れない

日本一医療費の安い地域

突然ですが、日本で一番長生きな地域はどこか知っていますか？

こう質問すると多くの皆さんが「沖縄」と答えます。たしかに女性に関してはその通りですが、じつは男女合わせた全体では長野県が1位です（2011年）。

この事実は、その地域の医療の充実が、必ずしも住民の健康や寿命と相関関係にあるわけではないことを物語っています。日本で一番長生きな長野県は、医療機関がどこよりも多いわけではありません。もし医療の充実が平均寿命を決めるのであれば、高度先端医療や病院の数、医師の数が最も多い東京都が1位になるはずです。

さらに重要なことは、じつは長野県は1人当たりの医療費が日本でもっとも安い地域の一つであるということです。「医療費が安い」というと、医療が不十分でかわいそうな地域という印象を持つ方がいますが、全く逆です。長野県は検診の受診率が高く、癌死亡率（人口10万人当たりの癌による死亡者の割合）が低く、住民が長生きで健康な生活を送れているからこそ、医療費が安いのです。

長野県は漬物文化の地域ですので、戦前は塩分摂取量も多く、胃がんや脳卒中の患者がたくさんいて短命だったと聞いています。しかし、戦後、佐久総合病院の若月俊一先生（1910年〜2006年）を中心に地域一体となって塩分摂取を減らし、日本で初めて集団検診を実施（昭和34年）したりすることで、日本一の長寿を手に入れていきました。

長野県には「保健補導員」という制度があります。その活動は昭和46年に始まっていて、大ざっぱにいうと、一家のお母さんたちが保健補導員となり、健康づくりについて自ら学び、保健師さんたちと協力して、それを家族や近所に広めて行くという制度です。2年間の任期持ち回りで交代することによって、今では各世帯に1人は保健補導員の経験者がいる状態となっているそうです。お母さんたちの健康意識や知識が豊かになると、当然お父さんやお子さんたちにも良い影響を与えます。

このような地道な努力を積み重ねてきた結果、長野県では検診の受診率が高くなり、病人も少なくなり、日本一の長寿と日本一安い医療費を手に入れたのです。つまり、平均寿命の長さを決めるのは、医療費の多寡《たか》や医療機関の量や質ではなく、むしろ住民の意識の高さだということです。

すでにお分かりの通り、私が瀬棚町で取り組んだ予防医療は、50年以上も前から若月先生たちがやってきたことに学んだものです。佐久市の実績があったからこそ、私は

「住民の意識さえ変えることが出来れば必ず医療費を減らせるはずだ」と確信していました。

医療と寿命は無関係

高度先端医療の発達により、以前であれば助からなかった多くの人命が救われるようになりました。

しかし、その反面、医療にかかるコストが増えています。フリーアクセスや皆保険制度のおかげで自己負担が少ないために、「好き勝手に生活して、もし病気になったら病院に行けばいい」と考える人が増えたと思います。

先ほども言いましたが、医療費が高いということは「住民の健康意識が低く、病人が多い」ということです。不便な地域だからとか、医療機関がないからとか、寒冷地だからといった理由は言い訳です。北海道は未《いま》だに検診の受診率が低く、塩分摂取が多く、喫煙率が高く、肥満の割合が高く、健康意識が低い土地柄だから、医療費が高くて平均寿命が短いのです。言い方を変えれば、自分たちの不摂生や不勉強を医療に押し付けているだけの話です。

北海道で医療問題を議論すると、すぐに「大きな病院を建てて、医者を呼ぼう」という話になります。しかし、何度も繰り返し述べている通り、医療機関や医師の数といった基準の「医療の充実」は人の健康や寿命には関係ありません。

最近の論文によると、医療施設の存在と寿命との間には10％程度の相関しかないと言われています。たしかに戦後間もない衛生環境の悪い時期であれば、感染症が死因の上位でしたから、医療機関の有無が寿命にかなり影響したと思われます。しかし、高度成長を遂げ、衛生環境も世界トップクラスになった現代では、医療機関の分布と寿命との間にはほとんど相関はありません。

生活習慣こそが問題

むしろ、その地域の健康や寿命を左右するのは、住民の生活習慣です。

生活習慣病というのは、高血圧、高脂血症、肥満、糖尿病といった、生活習慣に起因するありふれた病気のことです。

ハーバード大学の研究によると、癌の原因は30％が喫煙、30％が食事、５％が運動不足、３％が飲酒であり、生活習慣の改善で癌は半分に減らせるとされています。そう考えると癌も半分は生活習慣病と考えていいのかも知れません。

身近な病気である糖尿病で考えますと、コントロールが不良な糖尿病の場合、1人当たり生涯で5000～6000万円の医療費がかかるといわれています。人工透析が必要となれば、年間500～600万円の医療費がかかります。

このように生活習慣病は「痛くも痒くもないけど、重症化したら死亡率も高く、余計な医療費がかかる」ものだと思います。

しかし、生活習慣病は、遺伝が強く関与する一部の例外を除いて、そのほとんどがお金もかけずに予防することが可能です。たとえば禁煙やダイエット、運動療法がまさにそれです。

しかも、検診を受けていれば、軽症のうちに治療をはじめることが可能ですから、かかる医療費も少なくてすむはずです。それを「今は症状がないし面倒くさい」といった理由で放置してしまうから、結果的に莫大な医療費が発生してしまうのです。

「忙しい」「知らなかった」など、予防や検診をしない理由は本当にたくさん出てきます。しかし、それを正当化してしまっていいのでしょうか。先ほども指摘したとおり、医療保険は相互扶助の原則で賄われていますので、本来は制度を守って頑張った人が報われるのが筋です。

もちろん、前述の通り遺伝性のケースもありますし、病気になるかならないかは体質や運にも左右されますので、生活習慣病の人を十把一絡《じっぱひとから》げに批判するのは禁物です。また、たとえ不摂生が原因であったとしても、病人であることに変わりはないので、手厚い医療を施すのは当然ですし、いかなる差別も許されないのは当たり前です。

ここで私が言いたいのは、住民がだらしない生活をして、病気になったら医療に丸投げにしているような地域に、いくら立派な病院を建てたり、高度先端医療を充実させたりしても無駄だということです。そんなことをしていたら、お金がいくらあっても足りません。生活習慣病の問題を解決するには、まずは住民のだらしない生活習慣を変えることが必要なのです

予防医療を阻むもの

これまで住民意識の問題ばかり書いてきましたが、じつは予防医療にしっかり関心を払って来なかったのは医師の方です。

本来は、予防医療に努めて病気を減らし、なるべく少ない薬で早く病気を治すのが医

者の務めです。医師法の第1条にも「医師は、医療及び保健指導を掌《つかさど》ることによつて公衆衛生の向上及び増進に寄与し、もつて国民の健康な生活を確保するものとする」と書かれています。つまり、予防医療に取り組むことは、医師のもっとも基本的な使命なのです。

それなのに、多くの医師は予防医療に熱心に取り組んで来ませんでした。これは「医師の仕事は（実際に発症した）病気を治すこと」という医師側の思い込みに主な原因がありますが、それだけではなく、じつは医療報酬制度の仕組みにも問題がありました。かつては、基本的に患者を「薬漬け」「検査漬け」にした方が病院が儲かる仕組みになっていたのです。しかも、薬を出したり検査をしたりする方が、「親身に診てもらえた」と患者の評判も良くなるのですから（逆にあまり薬や検査を処方せず、「生活習慣を改めて下さい」などと説教すると「ヤブ医者」だと非難されます）、医師も病院経営の観点から予防医療に本腰を入れてこなかったのです。

これは民間病院に限った話ではありません。公的な医療機関でも状況は似たり寄ったりです。その原因のひとつに、自治体病院などが赤字経営になると住民やマスコミが声高に非難するという現状があるように思います。

しかし、そもそも自治体病院が黒字であるということは、本当に良いことなのでしょうか。患者自身にとっては病気にならない方がいいに決まっていますし、国家財政という視点で考えても、患者が少ない方がいいに決まっています。むしろ、自治体病院が大黒字で、国保の財政が大赤字という方が最悪の医療です。医療費の増大は、結局、国保税という形で住民の負担となって撥《は》ね返ってくるわけですから。

たとえ自治体病院が赤字になっても、必要な予防医療をやって、国保の財政が黒字になった方がいいのではないでしょうか？　高齢化が進み財政的に苦しくなっている今こそ、費用対効果の高い予防医療に力を入れるべきです。

ここ数年、ようやく医療報酬体系の見直しが進み、過剰投薬や過剰検査が抑制される仕組みになってきました。見直しの度に、日本医師会などが「病院経営を圧迫する」と反対していますが、日本の医療をムダの多い過剰医療から予防医療にシフトさせるために必要なことだと私は考えています。今後、さらに制度の見直しを推し進めて、医師が予防医療に真剣に取り組まざるを得ない仕組みを作っていかなければなりません（この点については、第3章で改めて論じます）。

4．医療批判に隠された「ごまかし」

フィンランドへ

私が瀬棚町に赴任したとき、平田町長の配慮で10日間のフィンランド研修に行く機会に恵まれました。

北欧の福祉を学ぶツアーで、保健師さんや、給食業者、農協の関係者等、これから福祉産業に関わることを考えていた方たちと一緒でした。生まれて初めてパスポートを作り、札幌からアムステルダム経由でフィンランドのヘルシンキへ入りました。

北極圏に近く、ムーミンとサンタクロースの国として知られるフィンランドは、何となく北海道と似たような雰囲気を持っています。500万という人口規模や気候だけではなく、食べるものまで北海道と似ています。ジャガイモが主食で、「ヘルシンキのジャガイモは世界一美味しい」と現地の人たちは言っていました。また、魚もとても美味しい国です。極地特有のオーロラと白夜があり、フィンランド人の住宅のほぼすべてにサウナがあるそうです。

フィンランドは教育の分野で世界1位となったことでも知られています。現地の人に聞いたところ、「フィンランドは資源も無く、国土も狭い国なので、人材を育成して知恵で生きていくしかない。それで教育に力を入れて、結果として1位になった」と話していました。なんだか、昔どこかの国でよく聞いたようなセリフですね。

産業で言いますと、フィンランドにはノキアという世界でトップシェアを争う携帯電話会社があります。ガラパゴス化という言葉で日本の携帯電話が表現される際に、よく引き合いに出されるので、知っている人も多いでしょう。日本の多機能の携帯電話は性能面では世界一なのかも知れませんが、ノキアはシンプルで汎用性の高い機種が中心で、世界中でよく売れています（最近はスマートフォンへの対応が遅れ苦戦しているそうですが）。

北欧型の福祉政策

さて、話を福祉に戻します。

北欧は福祉が充実していることで知られています。世界の福祉政策は、国がほとんど面倒をみる北欧型、自己責任で国が最小限の関与しかしないアメリカ型、ヨーロッパや日本のように国と家族が責任を分かち合って面倒をみる大陸型、この3つの型に大雑把に分類されています。

一口に北欧型といっても、詳しくみれば、国ごとにそれぞれの形があります。

たとえば、フィンランドは施設中心の福祉を充実させていました。リハビリテーションセンターや戦傷者のための病院など、日本でいえば老人保健施設にリゾート施設とリハビリ施設を合体させたような施設がたくさんありました。また、国の委託で運営される民間のリハビリ施設もありました。ほぼすべての施設にプールやサウナがあり、アロマテラフィーや犬橇《いぬぞり》ツアーまであるところもありました。これらの施設を、労働者の権利として1年あたり数ヶ月間分も家族とともに使うことが可能となっており、予防や検診、健康づくりやリフレッシュに使われています。

これに対し、同じ北欧圏のデンマークでは、「できるだけ長く自分の家で」というスローガンのもと、在宅中心で高齢者をケアしているそうです。1988年からは新規の老人ホームの建設を禁止し、代わりにバリアフリーの高齢者住宅の建設を推し進めています。ホームヘルパーや訪問看護師の人材育成にも力を入れており、介護者養成学校の学生は入学した時点で国家公務員として扱われ、国から給料をもらいながら学校に通える仕組みになっています。その他、ホームヘルプ、配食サービス、ショートステイ、デイセンターなど在宅ケアを支えていくための各サービスも、国から手厚く保護されています。

もちろん北欧型の福祉は経費もかかり、フィンランドやデンマークの消費税は25%、地域の予算の半分が福祉に使われています。国民負担率（租税負担率と社会保障負担率の合計）は、日本の39・3%に対し、フィンランドは59・2%、デンマークではなんと69・5%に達しています（2009年）。

北欧型、アメリカ型、大陸型については、それぞれに長所と短所があり、またそのような制度が形作られた文化的背景と歴史的経緯がありますから、一概にどれが良いとは言えません。しかし、私は、世界一高齢化が進んだ日本は、北欧型に学ぶ点が多くあると感じました。第3章で述べる通り、私はそのまま北欧型の「政策」を真似すべきという考えではありませんが、少なくとも社会全体で高齢者を支えていこうという「姿勢」は大いに学ぶべきだと考えています。

北欧の人たちを見ていて素晴らしいと思うのは、「負担なくして受益なし」という常識がきちんと根付いていることです。高齢化による社会保障費の増大が見込まれるとわかった時点で、当たり前のように増税の議論がはじまり実行に移されます。福祉制度は持続可能なものでなければならないという前提に立って、財源の管理を徹底しているのです。「命にかかわることなのに、お金の話をするなんてけしからん」なんて馬鹿なことを言う人は相手にされません。

どうすればムダを省くことができるかも徹底的に検討されます。過剰サービスを排し、国民一人ひとりがその能力を最大限に発揮することが求められます。高齢者や障害者といえども、自分で出来ることは何でも自分でやるのが基本です。日本の介護施設のように、上げ膳据え膳で身の回りの世話を介護スタッフに丸投げすることは許されません。介護スタッフの方も、医学・薬学・精神医学から社会学・文化学まで、日本とは比較にならないほど幅広い専門性を身に付ける必要があり、一人ひとりがより多くの役割と責任を負うことが求められます。

福祉大国という言葉から連想される優しいイメージとは裏腹に、ある意味、甘えが許されない厳しい社会であるとも言えます。

高福祉高負担への批判は正当か

「北欧型に学べ」と言うと、「国の規模が違う」などと日本ではさも実現不可能なことのように言い立てる人がよくいます。たしかに、歴史や文化から置かれている環境まで日本と北欧とではかなり異なるのは事実なので、そのような意見が一概に間違っているとは思いません。しかし、そこで思考停止してしまっては、「何も学ぶ気もないし、変える気もない」ということにならないでしょうか。たとえば、国の規模が違うというのなら、道州制を導入するとか、いろいろ考える余地はあるはずです。

また、高福祉高負担政策に対しては、「競争力が落ちる」「生きる幸せを感じられない」「自殺率が高くなる」などの批判があります。しかし、競争力や幸福度や自殺率などの統計指標を見てみると、統計の取り方によって多少バラつきがあるものの、概して日本より北欧の方が優れた数字を示しています（次頁参照）。

日本が北欧並みの高福祉高負担政策を取るべきかどうかはともかく、事実を捻《ね》じ曲げてまで、頑《かたく》なに高福祉高負担を敵視するのは「百害あって一利なし」です。これまで日本では家族や企業が中心となって福祉を支えてきましたが、残念ながら、家族や企業の支える力が落ちてきていることは確かです。国の果たす役割をある程度増やしていかざ

順位	国名称	評価
1位	オーストラリア	87.5
2位	ノルウェー	86.9
3位	アメリカ	86.4
4位	スウェーデン	85.8
5位	デンマーク	85.7
6位	カナダ	85.5
6位	スイス	85.5
8位	オランダ	84.6
11位	フィンランド	82.3
12位	イギリス	81.7
17位	ドイツ	78.7
18位	フランス	74.5
21位	日本	68.3

OECD幸福度指標(より良い暮らし指標)ランキング(2012年)

順位	国名称	指数
1位	香港	100
2位	アメリカ	97.76
3位	スイス	96.68
4位	シンガポール	95.92
5位	スウェーデン	91.39
6位	カナダ	90.29
7位	台湾	89.96
8位	ノルウェー	89.67
9位	ドイツ	89.26
10位	カタール	88.48
13位	デンマーク	84.88
17位	フィンランド	82.47
27位	日本	71.35

国際競争力(IMD)ランキング(2012年)

順位	国名称	USドル
1位	ルクセンブルク	115,808
2位	カタール	98,144
3位	ノルウェー	97,607
4位	スイス	83,072
5位	オーストラリア	66,371
6位	アラブ首長国連邦	63,625
7位	デンマーク	59,708
8位	スウェーデン	57,638
9位	カナダ	50,496
10位	オランダ	50,216
13位	フィンランド	48,782
14位	アメリカ	48,327
17位	日本	45,869

一人当たりの名目GDPランキング(2011年)

順位	国名称	自殺率
1位	リトアニア(09)	34.1
2位	韓国(09)	31
3位	ロシア(06)	30.1
4位	ベラルーシ(07)	27.4
5位	ガイアナ(06)	26.4
8位	日本(09)	24.4
14位	フィンランド(09)	19.3
17位	スイス(07)	18
28位	スウェーデン(08)	12.7
33位	デンマーク(06)	11.9
33位	ドイツ(06)	11.9
33位	ノルウェー(09)	11.9
42位	アメリカ(05)	11

世界の自殺率(WHO統計より作成。( )の中の数字は、統計がとられた年)

るをえないことは、現実として受け入れなければならないでしょう。

２０１１年の日本の１人当たりの名目ＧＤＰは４万５８６９ドル（17位）で、フィンランドの４万８７８２ドル（13位）と比してそれほど大きな差があるわけではありません（前頁参照）。端《はな》から「北欧並みの福祉水準を享受するのは不可能」とあきらめる必要はまったくありません。要は、どんな仕組みを作ればそれが可能なのかという問題ですが、それについては第３章で改めて考えます。

医療亡国論のデタラメ

日本の２０１１年度の医療費は37・８兆円に上りました。毎年１兆円以上のペースで増加しているので、今では40兆円に近づいているのではないかと言われています。

一方で国の税収は年間40兆円くらいです（歳出は90兆円で、借金は約１０００兆円もあります）。

税収と医療費がほぼ同じというのは、一見、何だかとんでもない状態のような気がしてしまいます。

そこで出てくるのが「医療亡国論」です。すなわち「社会が高齢化すると医療費の負

OECD加盟国の医療費の状況(2009年)

国　名	総医療費の対GDP比(%)	順位	1人当たり医療費(ドル)	順位	備考
アメリカ合衆国	17.4	1	7,960	1	
オランダ	12.0	2	4,914	4	*
フランス	11.8	3	3,978	10	
ドイツ	11.6	4	4,218	9	
デンマーク	11.5	5	4,348	7	
カナダ	11.4	6	4,363	6	
スイス	11.4	6	5,144	3	
オースオリア	11.0	8	4,289	8	
ベルギー	10.9	9	3,946	11	
ニュージーランド	10.3	10	2,983	20	
ポルトガル	10.1	11	2,508	24	※
スウェーデン	10.0	11	3,722	13	
イギリス	9.8	13	3,487	15	
アイスランド	9.7	14	3,538	14	
ギリシャ	9.6	15	2,724	22	※
ノルウェー	9.6	16	5,352	2	*
アイルランド	9.5	17	3,781	12	
スペイン	9.5	17	3,067	19	
イタリア	9.5	17	3,137	18	
スロベニア	9.3	20	2,579	23	
フィンランド	9.2	21	3,226	17	
スロバキア	9.1	22	2,084	27	
オーストラリア	8.7	23	3,445	16	※
日本	8.5	24	2,878	21	※
チリ	8.4	25	1,186	32	
チェコ	8.2	26	2,108	26	
イスラエル	7.9	27	2,164	25	
ハンガリー	7.4	28	1,511	29	
ポーランド	7.4	28	1,394	30	
エストニア	7.0	30	1,393	31	
韓国	6.9	31	1,879	28	
ルクセンブルク	6.8	32	4,451	5	※
メキシコ	6.4	33	918	33	
トルコ	6.1	34	902	34	※
OECD平均	9.5		3,223		

【出典】「OECD HEALTH DETA 2011」
(注1)上記各項目の順位はOECD加盟国間におけるもの
(注2)※の数値は2008年のデータ(ただし、ギリシアは2007年のデータ)
(注1)*の数値は予測値

担が大きくなり、経済が圧迫される」「これ以上医療に金をかけると国が破綻する」といった悲観的な考え方です。

しかし、「日本の医療費は高くない」というのが私の考えです。書き間違いではありません。繰り返しますが、私は日本の経済力や高齢化率を考えれば、日本の医療費はそれほど高くはないと思っています。

読者の中には、「これまで医療費の高い地域をさんざん批判してきたくせに、急に『日本の医療費は高くない』と言い出すなんて、つじつまが合わないではないか」と思われる方もいるかも知れません。しかし、そこになんら矛盾がないことは、これから説明していきます。

まず、OECD（経済協力開発機構）加盟国の医療費の状況をまとめた前頁の図を見て下さい。諸外国と比べてみると、じつは日本の医療費はかなり低い方だということがわかります。日本の1人当たりの医療費は2878ドルで世界の21位、GDP比で見ると8・5％で24位です。いずれも1位のアメリカと比べると半分以下の数字です。

また、次頁の図を見ればわかるように、高齢化が進む先進国では軒並み医療費が増大傾向にありますが、日本は比較的医療費を低く抑えることに成功していることがわかり

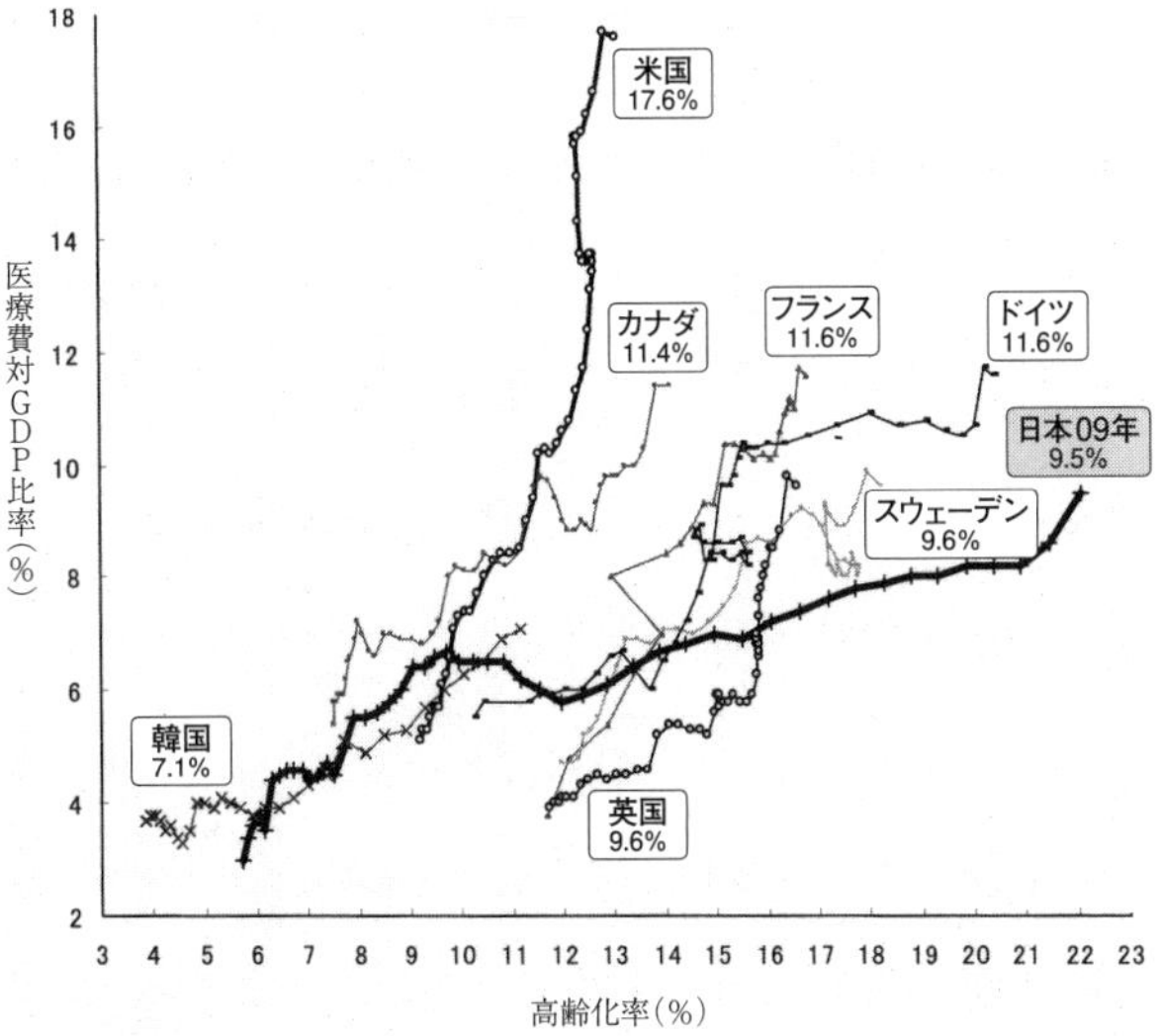

（注）韓国のデータ開始年は1980年。図中の値は最新年の医療費対GDP比率（日本のみ1年前）。
ドイツ1990年以前は西ドイツの値。フランス1960-89年は5年ごと。
（資料）OECD Health Data 2012（28 June 2012）（ドイツ、スウェーデン1960-69はHealth Data 1996）、
高齢化率はWDI Online 2012.6.29

高齢化とともに高まる医療費（1960年～2010年）
（出所）社会実情データ図録

ます。

つまり、日本は世界一高齢化が進んでいるにもかかわらず、諸外国に比べて医療費が高いとは言えないのです。むしろ、上手に医療費を抑えていると言ってよいでしょう。それでいて世界一の長寿を実現しているのですから、日本の医療は賞賛に値するのではないでしょうか。

アメリカ型医療には反対

一方でアメリカの医療費の高さには驚きます。たとえば、盲腸の手術は日本では34万円ぐらいですが、ニューヨークではなんと230万円ぐらい取られます。ちなみにロンドンで114万円、パリは47万円、北京でも44万円かかるそうです。

私はいつも「自らの健康管理を人任せにしないで、自己責任で守るべき」と主張しているので、たまに私のことをリバタリアンの市場原理主義者だと思ったり、アメリカ型医療の礼賛者だと誤解したりする人がいますが、そうではありません。先ほども述べた通り、私はむしろ北欧型の高福祉高税率の方に学ぶべき点が多々あると考えています。

ですから、アメリカのような医療制度にするのは絶対反対ですし、「これ以上医療に金をかけると国が破綻する」といった医療亡国論に与《くみ》するつもりもまったくありません。

そもそも日本の医療費と税収がほぼ同じというのも、医療費が多いのではなく、むしろ税収が少ないのだと思います。日本の歳入（税収と国債発行収入）の対ＧＤＰ比は30・５６％（世界で86位）に過ぎません。これはデンマーク（54・８１％で９位）、フィンランド（53・８６％で10位）、フランス（50・８３％で14位）・ドイツ（44・５５％で24位）など欧州諸国に大きく及ばないばかりか、あのアメリカ（31・４０％で80位）すら下回る水準です。ちなみに先ほども触れた国民負担率で見ても、日本（39・５％）はアメリカ（34・９％）よりは若干高いものの、デンマーク（71・７％）、フランス（61・２％）、フィンランド（58・８％）、ドイツ（52・４％）といった欧州諸国を大きく下回っています。

医療費40兆円というと、なんとなく莫大な金額のように思えますが、たとえばパチンコ産業の売り上げは年約20兆円あります（２００７年に射幸性の高いパチスロ４号機が撤去される前は30兆円ありました）。パチンコに20～30兆円も使っている余裕が日本人にあることを思えば、医療費40兆円という金額も国を滅ぼすほどの金額ではないように感じられます。

このように、各国の統計を見比べれば、「日本は医療費が高すぎる！」「日本は税金が高すぎる！」などという主張にさほど説得力のないことがわかります。

これまで私が「医療費の高さ」を再三論じてきたのは、その絶対額を問題視したからではありません。そうではなく、自分がさんざんだらしない生活をしておいて、いざ病気になると勝手に「弱者」となって、さも当然の権利のように他人に医療費の負担を押し付けるのはやめるべきだ、という当たり前の〝常識〟を言いたかったのです。そういう常識が欠けた人ほど、現実をちゃんと知ろうともしないで、「日本の医療費は高すぎる」などと文句を言うのですから、たまったものではありません。

日本の医療は世界一

日本の医療は安いだけではありません。じつは総合的な質の高さでも世界一です。WHO（世界保健機関）の評価でも、乳児死亡率の低さや平均寿命の長さなど、日本はいつも世界でトップクラスの水準にあります。2006年にカナダの非営利調査機関が発表した先進国の医療制度ランキングでも、日本は16ヶ国中で1位の評価でした（ちなみにアメリカは最下位）。

素晴らしいことだと思いませんか？

問題は、この事実を多くの日本人が知らないことです。信じられないことに、日本人の医療に対する満足度が世界最低レベルとする報道まで出回っています。「情報が伝わっていない」「国民の実感がない」など屁理屈はたくさん出てきますが、要するに外国から見たら「ただの贅沢」ということです。世界一長生きで良質な医療を受けている人たちが満足できないというなら、これ以上どうすればいいのでしょうか。

しかも、驚くべきことに、この世界一と評価される医療を、日本はとても少ない医師数で達成しているのです。２０１１年のＯＥＣＤ諸国における医師数（人口１０００人当たり）を見てみると、日本は2・2人となっており、これは加盟32ヶ国中28番目という少なさです。ちなみに1位のギリシアで6・0人、8位のドイツは3・6人、13位のフランスは3・3人、24位のアメリカは2・4人となっています。

日本人が当たり前のように享受している国民皆保険制度も、世界的なモデルとなるような大変優れた制度です。アメリカには国民皆保険制度がありませんでしたから、貧しい人は医療保険に入れませんでした。治療費が払えず破産したり亡くなったりする人がたくさんいました。２０１０年にオバマ大統領が共和党の大反対を押し切ってやっと医療保険改革法を通しましたが、それでも日本の保険制度ほど手厚いものではありません。

日本人は他の国から見たら充分に豊かで幸せなのに、自分たちの歪《ゆが》んだ考え方で不幸と思い込んでいるだけです。長野県のように医療機関が充実していなくても日本一長生きな地域もあるのに、そんなことには目もとめず、やれ救急医療が足りないだの高度専門医療を受けられないだの、世界から見たら贅沢なことばかり言っています。

２０１１年にこんな内容の記事が、大きな見出し付きで新聞に載っていました。

「日本のＧＤＰが中国に抜かれて世界3位になった」

いかにも悲劇的なことのように報道されていましたが、大騒ぎするほどのことでしょうか？　日本ほどのＧＤＰがあれば十分に豊かで安全な生活が可能です。世界一の医療を誇る日本は、世界一高齢化が進んだ先進国として、お金や物だけではない、豊かな価値観で生きるモデルを世界に提示できると私は考えています。

検査マニアの勘違い

日本は諸外国に比して安い医療費で、世界一の長寿を実現しています。

では、このままで良いのかと言えば、もちろんそんなことはありません。何しろ日本は世界一高齢化が進んでいて、これからさらに高齢化が加速することも確実です。65歳以上の人口割合を高齢化率と言いますが、７％〜14％で高齢化社会、14〜21％で高齢社会、21％以上で超高齢社会と呼ぶようになっています。日本の高齢化率は２０１０年で23％と、すでに超高齢社会とされる水準に達しています。さらに40年後には高齢化率が40％を超える、超・超高齢社会を迎えます。

いまは比較的医療費が安いかもしれませんが、従来の発想のままで日本人が生きていくと、どんどん病人が増えて、あっという間に医療費が膨らんでしまいます。しかも、借金が１０００兆円もあって、経済成長もほぼ止まっているのですから、医療費が他の先進国並みに高くて良いわけはありません。保育や教育など医療のほかにもお金を必要としている分野はたくさんあるのです。予防医療を徹底することによって、高齢者の医療費をさらに抑えていかなくてはなりません。

ただ、ここで注意しておきたいのは、いくら予防が大切だからといって、闇雲に検診検査を受ければよいというわけではないということです。ほとんど意味のない検査を受けることにしゃかりきになる「検査マニア」が増えてしまうと、かえって医療費が浪費されることになってしまい、それこそ本末転倒です。

たとえば、CT検査。世界広しといえども、「頭が痛い」と自分の足で歩いて脳外科へ行き、自ら希望してCTを撮ってもらうのは日本人だけです。全世界にあるCTスキャナーのじつに5割以上が日本にあるという事実を知っていますか？

しかも、CT検査には放射線の問題があります。たとえば頭部CT1回で7ミリシーベルト被曝したとすると、日本での自然被曝は年間1・4ミリシーベルト程度とされていますから、一瞬でその5倍も被曝してしまうことになります。日本人は原爆や原発事故で苦しんでいるのに、ずいぶん医療被曝には寛大です。医学雑誌「ランセット」には、幼少時に30ミリグレイ（≒ミリシーベルト）以上のCT被曝を受けた場合は白血病のリスクが3倍に、50〜74ミリグレイ以上のCT被曝を受けた場合は脳腫瘍のリスクが3倍になるという論文も掲載されています（Pearce他、2012）。

専門家にこのようなことをいうと、必ず「単なる頭痛と思われても、念のためCTを撮ったら、動脈瘤が見つかって助かった人がいる」などと都合の良い話が出てきます。しかし、そのようなレアケースのために、被曝のリスクを冒し、医療費を浪費するのは理屈に合いません。

このようなバカげた行為は、私の言っている予防医療とは似て非なるものです。

「検診を受ける集団は、受けない集団より寿命が長い」というのは事実ですが、それはなぜだかわかりますか？

その理由を「検診を受ける人たちは病気を早期発見・早期治療できるから」と思い込んでいる人もいるかも知れません。しかし正解は「検診を受ける人は、もともと健康意識の高い人たちだから、寿命が長い」です。これを統計学でセレクション・バイアスと言います。

つまり、長生きするためには健康に対する意識の高さが一番大切なのであり、喫煙者が「脳梗塞が心配だから」とＣＴをマメに撮りに行っても長生きできるわけではありません。脳梗塞が心配ならば、ＣＴを撮りに行く前に禁煙すべきです。その方が安いし効果は確実です。

要するに、自分の健康を自分で守るという意識がなく、医療に丸投げして生きていたら、健康や長寿は望めないということです。

恥知らずの高齢者たち

もちろん、高齢者に必要な医療を受けるなと言うつもりはありません。しかし、医療を受けるのであれば、その費用は高齢者世代で応分の負担をすべきです。病気の多い高齢者の負担を増やすと言うと、一部の政治家やマスコミが「弱者の切り捨て」などと言って大騒ぎします。

しかし冷静に考えてみてください。日本の金融資産は1500兆円ぐらいあるそうです。借金1000兆円の日本が破綻しない理由が、この金融資産にあるといわれています。そしてこの金融資産の多くを持つのは高齢者の人たちです（全体の8割超を50代以上が保有しています）。

一方、若者たちはどうでしょうか。若い世代がどんどん貧しくなっていることを知らないとは言わせません。景気低迷の影響を受け、若年層の失業率が高まっています。2011年の若年失業率は8・2％と、全世代の4・6％より大幅に高く、働きたくても職につけない若者が12人に1人いる計算になります。運良く仕事にありつけても、非正規雇用が増えており、低賃金や雇い止めの不安にさらされています。つまり「弱者」は高齢者ではなく、本当は若者たちの方ではないでしょうか。

いつの間にか若い世代が高齢者世代を支えるのが当然というロジックになっていますが、本来は自分たちの世代の蓄えでやっていくのが年金保険や社会保障だと思います。

医療費が多くかかるのは高齢者、資産を多く持つのも高齢者、それなのになぜ貧乏な若い世代、あるいはこれから生まれてくる世代に負担を押し付けるのでしょうか。

そして、このようなひどい社会を作ったのは若い世代ではなく、今の高齢者世代です。団塊《だんかい》世代以上の高齢者たちが、その人数の多さと経済力に物を言わせて議員を選び、自分たちに都合のよい仕組みを作ってきました。まさに「多数の専制」です。

高度成長の恩恵を享受し、一番金持ちで一番医療費を使っている世代が、貧乏な若い世代を搾取《さくしゅ》している、というのが今の日本の構図ではないでしょうか。「支え合い」という美辞麗句と、「命にかかわる」「年寄りに早く死ねと言うのか」という感情論で巧みにごまかしていますが、その裏には、次のようなエゴイズムが見え隠れしています。

「自分は何の努力もしないけど、いい生活はしたい！」

「税金を払っているのだから、健康は国の医療で何とかしろ！」

「高度で専門的な医療を何時でも何処でも受けられるのはわれわれの権利だ！」

「そのために他の人がどうなろうが知ったことか！」

日本人はいつから次の世代のことを考えなくなったのでしょうか。

日本人の恥の文化はどこへ行ったのでしょうか。

第2章　医療を壊す「敵」の正体

1．夕張を破綻させた「たかり体質」

北海道の土地柄

私は歌登町で生まれてから、何度も引越しを経験しました。足寄《あしょろ》、札幌、函館、釧路、旭川などいずれも道内ばかりで、結局、26歳で薬剤師から医者に転身するために金沢医科大学に行くまで、ずっと北海道に住んでいました。その後、また北海道に戻っておよそ13年、かれこれ40年も北海道で過ごしてきたことになります。

私は地元の人間として、北海道の良いところも、悪いところも、一通りこの目で見てきたつもりです。そこで、私の目から見た北海道という土地柄について、ここで簡単に書いておきたいと思います。

まずは良いところから。北海道が日本一というものをざっと挙げてみます。

●北海道が日本一（※は出典。明示されていないものは総務省統計より）

・総面積（8万3457平方キロメートル／2010年）

・農家1戸当たりの耕地面積（22万5768平方メートル／2010年）

・食料自給率（カロリーベースで173％／2010年）

・温泉の数（263ヶ所／2010年　※日本温泉総合研究所）

・道路総延長（9万965・1キロメートル／2012年　※国土交通省）

・オリンピック個人金メダル獲得者数（12人　※独自集計）

・借家住宅の畳数（21・13畳／2008年）

・コンビニエンスストア数（人口10万人当たり45・7ヶ所／2007年）

・都市公園面積数（人口1人当たり23・90平方メートル／2009年）

実際に北海道に住んでいると、とても自然環境に恵まれていて、安全で美味しい食材の宝庫だと感じます。

一方で、冬の寒さは厳しく、開発がもっとも遅れた地域であるのも事実です。それゆえ北海道は、沖縄と並び、日本の中でも特別扱いされてきました。農業、漁業といった一次産業を保護し、石炭等のエネルギー資源を開発するため、公共工事や交付金も本州の自治体より多かったと聞いています。

しかし、残念ながら、このように「与えられる」ことに慣れてしまうと、人間は依存心が強くなり、自分でものを考えなくなります。「施し」も、これから這い上がろうとしている人たちにタイミングを計って与えるなら有効ですが、何も考えないでだらだらと続けていると、かえって堕落を生むだけです。

実際、一時は公共工事や交付金事業を目当てに多くの企業や人が北海道にやって来て活況を呈しましたが、仕事がなくなると彼らは潮が引くように去っていき、後に残されたのは人々の「たかり体質」だけという結果になりました。本当にゴールドラッシュのようなものです。

現在、北海道の実質公債費比率は24％もあります。これは全国1位の数字です。実質公債費比率とは収入のうち借金の返済にどれぐらい使うかという数値で、これが25％を超えると起債制限団体となり、借金をする時に国の許可が必要になります。夕張市が財政再建団体となった時、道庁から盛んに指導が入っていましたが、その道庁自体も決して財政的に健全な状態とは言えないのです。

北海道人の気質

北海道には素晴らしい資源や環境があるのに、それを生かす人材やアイディアに欠けていると言われています。本州にいる時にこんな話を聞いた事があります。

「北海道の素材は一流、サービスは三流」

北海道人としては悔しいですが、たしかにその通りだと思います。

そのことを表す事例としてよく出されるのが辛子明太子です。今では原料も外国産が多いのですが、もともと辛子明太子の原料である鱈子《たらこ》の多くは北海道産でした。しかし、辛子明太子をブランド化して、たくさん稼いでいるのは、なぜか北海道ではなく博多です。多くの人は、原料も含めて博多で作られていると勘違いしているのではないでしょうか。

また北海道は全国で8割のシェアを誇るジャガイモの産地ですが、その加工の大部分は本州で行われ、多くの雇用と利益が道外に流出しています。最近では若干改善されてきてはいますが、それでも北海道は本州に比して起業家がなかなか出てこない状況にあるのは間違いありません。

北海道でユニークな活動を始めている人の多くは、じつは本州から来た人たちだったりします。「地域を変える三つのものは『よそ者』『若者』『馬鹿者』」という言葉もあるぐらいですから、これは一概に悪いことだと思いませんが、そうは言っても地元の人材が地域に思い入れを持って新しい活動に取り組むことは、北海道の活性化に欠かせないと思います。

北海道は教育のレベルも低いと言われています。たとえば、文部科学省が行っている小学生の全国学力テストでも、北海道は沖縄県と共にいつもワースト5に沈んでいます。もちろん、その背景にはいろいろな要因があるでしょうが、そのひとつに全国でも最強にして最悪と言われる北教組（北海道教職員組合。日教組の下部組織）の存在があると思います。よく「組合が強い」と表現されますが、私に言わせれば、要するに自分たちの待遇や権利を守ることばかりに関心が高いということです。上手なのは自分たちを擁護する言い訳や屁理屈だけで、肝心の教育はからっきしダメなのです。実際、私が仕事をしているような地域は、生徒数が少ないですから、その気になれば懇切丁寧な指導が出来るはずなのに、生徒の学力は決して高くありません。

2010年には、北教組の幹部3人が、民主党の代議士陣営に総額1600万円の不正な資金提供をしたとして逮捕され、札幌地検が団体としての北教組を起訴するという事件まで起きています。授業そっちのけで組合活動に熱を入れる教師たちの姿を見せられて、子供たちは勉強への意欲を失ってしまっているのではないでしょうか。

教育現場に限らず、北海道においては総じて「官」と「組合」の力が強く、住民もそれに依存してしまう傾向があります。いまだに蟹工船時代のイデオロギーを振り回して、権利や権限を得ようとする〝社会党体質〟は、北海道の自立を妨げる大きな問題になっていると思います。

北海道の医療の特徴

北海道というと、何となく医療過疎地のようなイメージがあるかも知れませんが、じつは昔から病院だけはなぜか他の地域に比べて多かったようです。明治時代には本州の平均的な地域より7~8倍も病院があったというから驚きです。

今でも人口当たりの病院数・ベッド数は本州を上回っています。しかし、その分、何かあればとりあえず入院させてしまえという「医療依存」の文化が生まれてしまいました。以下、北海道の医療の特徴を挙げてみます。

●北海道の地域医療の特徴（※は出典）

・人口10万人当たりの病院数が多い（全国平均6・0施設に対して、9・4施設／2009年　※総務省）
・人口10万人当たりの病床数が多い（全国平均1238・7床に対して、1796・0床／2011年　※厚生労働省）
・医師が札幌圏と上川中部圏（旭川圏）に集中（人口10万人当たりの医師数が全国平均を超えているのは上記2圏域のみ　※北海道保健福祉部）
・1人当たりの医療費が高い（全国平均15万1373円に対して、16万8449円［全国1位］／2010年　※全国健康保険協会北海道支部）
・1人当たりの後期高齢者医療費が高い（全国平均88万2118円に対して、105万6490円［全国2位］／2009年　※総務省）

・特定健診受診率が低い（全国平均32・0％に対して、22・6％［全国ワースト3位］／2010年　※厚生労働省）
・喫煙率が高い（全国平均21・2％に対して、24・8％［全国1位］／2010年※厚生労働省）
・病院などの施設で亡くなる割合が高い（全国平均84％に対して、89％［全国6位］／2011年　※厚生労働省）
・在宅死が少ない（全国平均12・6％に対して、8・7％［全国ワースト3位］／2010年※厚生労働省）
・核家族化率が高い（三世代同居割合が全国平均7％に対して、3・9％。平均世帯人員数も全国平均2・42人に対して、2・21人／2010年　※総務省）

病院が多いと言っても、今では医者が札幌と旭川に集中しており、地域は医療過疎になっていることがわかります。たとえ地域に医者が赴任しても定着せず、平均2・5年で辞めてしまうのが今の北海道の実態です。

また、1人当たりの医療費が高いのも特徴です。検診の受診率の低さや喫煙率の高さを見ても、健康意識に問題があることが窺《うかが》えます。

そして、病院などの施設で亡くなる人が多く、自宅で亡くなる人が少ないこともわかります。要するに、北海道では人生の最期でさえ医療に丸投げしているということです。

その背景には、北海道は特に核家族化が進んでいる地域で、介護力が不足しているという事情もあると思います。しかし、それだけではないと私は考えています。たとえば、私がご家族の方に在宅療養を提案すると、「忙しくて対応出来ない」とよく言われます。本州の人たちよりも北海道の人たちが特別に忙しいというのでしょうか。ただ単に親を看るという扶養義務を果たさない人が多いだけではないかと思ってしまいます。

このような北海道人のお任せ体質、歪《いびつ》な権利意識、自立心の欠如といったものが、北海道の医療を崩壊させている大きな要因となっていると私は考えています。地域に行った医者が２〜３年で辞めてしまうのも、これが主な原因でしょう。

夕張市の真実

２００６年６月、北海道の中央部、空知《そらち》地方に位置する夕張市が６３２億円の巨額負債を抱え込み、事実上破綻していることが明らかになりました。

観光関連事業の失敗で生じた債務が１６７億円。他にも一般会計分２７０億円、住宅管理事業53億円、病院関連事業31億円、上水道関連事業24億円、下水道関連事業22億円……およそあらゆる部門で巨額の赤字を計上する一方、地方税収は10億円にも届かない状態でした。破綻を隠すための「ヤミ起債」も発覚し、もはや自主再建は不可能とみなされ、2007年3月6日をもって財政再建団体（実質的に自治権を返上し、国の管理下に置かれる）に指定されてしまいました。

ところで、皆さんは夕張市民にどんなイメージをお持ちでしょうか？

本州の人たちと話していると、「夕張市民は政治家による放漫財政の犠牲になった可哀想な被害者だ」と思っている方が多いように感じます。財政破綻の翌月に毎日新聞が行った世論調査でも、「夕張市民にも責任があると思うか」との質問に対して、「あると思う」と回答したのは41％だけ、「むしろ被害者」と答えた人が58％もいました。テレビのニュースなども軒並み夕張市民に同情的で、たとえば『みのもんたの激ズバッ！こんな日本に誰がした 今夜こそほっとけないSP』（TBS系列）という番組では、取材で夕張市を訪れたみのもんたさんが、「夕張は政治に裏切られた悲劇そのもの」と発言していました。

しかし、それは違うと思います。やはり夕張の人々の生き方、考え方自体に問題があったからこそ、財政破綻にまで追い込まれたのだと私は考えています。そこで、ここからは私の目から見た夕張の問題点を厳しく追及していきたいと思います。

あらかじめ断っておくと、もちろん夕張にも良いところはありますし、何も夕張だけに問題があると言いたいわけではありません。ただ、本書の冒頭でも述べた通り、夕張には日本の「歪《ひずみ》」が非常にわかりやすい形で露呈しているので、この先第二、第三の夕張を出さないためにも、本書では敢えて夕張の負の側面に焦点を絞って論じていきます。

そこをしっかり直視しない限り、夕張の再生もありえないと考えています。何しろ夕張市民は、破綻後に行われた市議会選挙で、破綻の責任を問われるべき前職市議9人のうち6人を再選させています。そして、自治体の税収が9億円しかないにもかかわらず、120億円もの年間予算を組みました。これは同規模（人口1万人程度）の自治体の2～3倍に相当する予算です。まさにゴネ得というやつで、財政再建団体という〝オンリーワン〟を活かし、マスコミを上手く利用して〝夕張市民は可哀想な犠牲者だ〟というキャンペーンを張って国の予算を引っ張ってきたのです。

夕張市は、言ってみれば、ろくに働きもしないで浪費を繰り返し自己破産した若者のようなものです。自分は真面目に働く意欲も能力もないくせに、「社会が悪い」とか

「親が悪い」とか人のせいにばかりしています。そんな若者を被害者扱いし、責任をしっかり追及することもなく社会復帰させてお金を渡したら、また同じことを繰り返すのは目に見えています。

事実、破綻直後は全国最低になると言われていた市役所職員の給与はいつの間にか上がっています。破綻直後は3割カットという話でしたが、やがてそれが2割カットとなり、さらに1割カットにまで戻そうとしたところで、さすがに総務省の指導が入ったという経緯があります。それでも、現在の夕張市役所職員の年間の平均給与は400万円以上もあります。他にも、医療費削減に努力するという話がなぜか新病院の建設計画にすり替わっていたり、破綻から何も学んでいないようにしか見えません。破綻後に前の市長が建設業者を前に「二度とないチャンスがやって来た」ととんでもない発言をしていたそうですが、さもありなんと思います。

〝炭都〟で育まれた「たかり体質」

長い歴史を経て培われてきた夕張の「たかり体質」は、おそらく北海道の外に住んでいる人には想像もつかないものだと思います。

「炭鉱の町」というと、東京の人は「落盤事故があったりして、貧しくて危険で悲惨なところ」というイメージを持つようですが、そんなことはありません。北海道の人間にとって、かつて夕張と言えば「もっともお金持ちで栄えている地域」でした。

夕張の良質な石炭は「黒いダイヤ」と呼ばれ、戦後の復興期を支える貴重なエネルギー源として重宝されてきました。ピーク時の1960年には24の鉱山がひしめき、コークス製造などの関連産業が隆盛し、11万6908人もの人口を抱える、まさに〝炭都〟でした。夜になると、夕張の街の明かりが、遠く札幌からも見えたと言われるほどの賑わいだったそうです。

落盤事故が起こるのは事実ですが、危険な作業への代償として、労働者たちは下にも置かぬ扱いを受け、家賃や暖房費はもとより、光熱費、水道代といった公共サービス、はては映画館の入場券まで、すべて無料で提供されました。もちろん医療費もすべて無料です。当時、夕張市民の生活水準は、北海道ではもちろん、日本全国でみてもトップクラスにあったと思います。この頃に、夕張の人たちは「何でもかんでも会社が丸抱えで生活の面倒を看るのが当たり前」という生活に慣れてしまい、歪んだ権利意識を持つようになってしまったのです。

石炭産業が衰退しても、一度贅沢の味を知ってしまった市民の権利意識は消えませんでした。むしろ、国が石炭から石油へとエネルギー政策を転換したせいで、自分たちが苦境に陥ってしまったのだという被害者意識が生まれてしまい、権利意識と被害者意識が奇妙に入り混じった夕張独特の心性が形成されたのです。

その背景には、「正義の味方」を自任する左翼系の新聞記者や学者が「国のエネルギーを支えてきた炭鉱夫の皆さんは被害者としての権利がある」としきりに吹聴《ふいちょう》したこともありました。それは一面の事実かも知れませんが、一方で、炭鉱夫の多くは、別に国のエネルギーを支えるために集まったわけではなく、高い給与がもらえる上に家賃も光熱費も映画も風呂も病院代もすべて無料という好条件を目当てに集まったわけです。炭鉱夫だって普通の人と同じように物事を考える力がありますし、損得計算だってします。そうした現実にはまったく目を向けず、一方的に「炭鉱夫は無垢で騙《だま》されやすい可哀想な犠牲者」という「上から目線」で物事を考えるのが、「正義の味方」を自称する人たちの特徴です。

1980年代に入ると、夕張市は「炭鉱から観光へ」というキャッチフレーズのもと、巨額の予算をかけて観光事業を興しました。「石炭の歴史村」というテーマパークや、

「アドベンチャーファミリー」という遊園地などが次々と作られました。一時はバブルの恩恵を受け景気のよかった頃もあったそうですが、バブルが崩壊するといずれの施設も立ち行かなくなり、閉鎖に追い込まれます。建設費用や運営経費を工面するためにした借金はその後も雪だるま式に膨らんで、夕張市は粉飾決算を繰り返した挙句、２００６年、ついに財政破綻に追い込まれたというわけです。

２．既得権益を死守する「政治」「行政」

四面楚歌の夕張入り

さて、私は瀬棚町を去ったあと、２００６年４月から新潟県の湯沢町保健医療センターで勤務医として働いていました。それから３ヶ月も経たないうちに、夕張市が巨額負債を抱えて破綻状態に陥ったというニュースが飛び込んできたのです。

財政破綻が明るみに出ると、夕張市立総合病院では病院長、診療部長、看護部長をはじめ職員が相次いで退職を表明し、瞬《また》く間に病院は崩壊状態になりました。昭和30～40年代に新、増改築が繰り返されて出来たという病院は見るからに老朽化しており、抱え

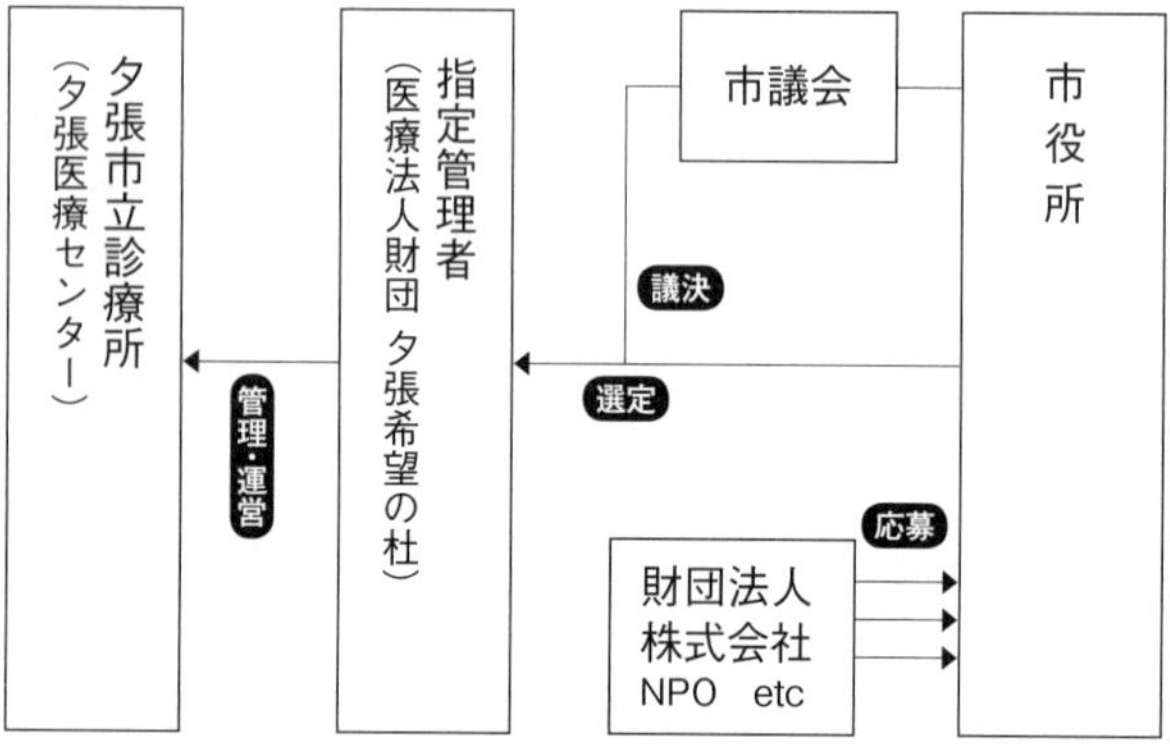

指定管理者の仕組み

ている累積債務は31億円、ここ数年は毎年3億円の赤字を垂れ流していました。先に述べた通り、私は自治体病院は必ずしも黒字である必要はないと考えていますが、いくら何でもこの赤字はひどすぎです。病院経営コンサルタントからも「再建不可能」と烙印《らくいん》を押されていました。

夕張市が病院再生のために医者を探しているという話を聞き、「こんな無茶苦茶なところに行く医者は、私ぐらいしかいないだろうな」と思っていたら、本当に夕張市病院経営アドバイザーを務めていた伊関友《とも》伸《とし》氏から支援要請が来たので、驚きました。

私は、瀬棚町で苦い思いをした自分だからこそ出来ることがあるのではないか、破綻した町だからこそ新しい医療の仕組みを作れるのではないかと能天気に考えて、夕張市立総合病院を公設民営の診療所に縮小することを条件に引き受けることにしました。夕張市が設立する診療所を、民間業者である私が指定管理者となって運営していく形です（前頁の図参照）。

私は指定管理者になるために医療法人財団「夕張希望の杜《もり》」を設立しました。そして、金融機関から1億2000万円あまりを個人保証で借りました。診療報酬が健康保険の支払い機構から入金されるまで2ヶ月かかるので、その間の70人分の職員給与をはじめとする運転資金を調達する必要があったからです。この手の運転資金は通常は自治体が手当てするものですが、夕張市から「破綻したので1円も出せない」と言われたので、私も覚悟を決めて借金せざるをえませんでした。

2006年12月25日から、私はとりあえず夕張市立総合病院の応援医師として働き始めました。指定管理者の正式決定が出るまで、少しでも夕張の住民を知っておこうと思ったからです。働きはじめてしばらくたつと、半ば予想していたことではありましたが、夕張市にとって自分は「招かれざる客」であることがはっきりしてきました。

本来であれば、私は誰も引き受け手がおらず崩壊寸前だった病院を再建するためにやってきたわけですから、行政や住民に大歓迎されてもおかしくないはずです。しかし、夕張市の行政や住民が望んでいたのは、あくまでも「現状を維持してくれる人」でした。一方、私はといえば、それまでの夕張のやり方を踏襲する気はさらさらなく、むしろ旧弊を一掃しようと考えていたので、これまでのやり方を変えたくない人、既得権益を守りたい人々と衝突するのは必至でした。

たとえば、夕張では「治療=投薬」という思い込みが強くありました。多くの患者が薬を何種類も飲んでおり、一番多い人は、複数の医療機関からなんと20種類も薬を処方されていました。話を聞いてみると、さすがに全部飲むと調子がおかしくなるので、自分で適当に飲む量を調整していると言います。私は必要のない薬は徐々に減らしていくことにしました。たとえば尿酸値が高めの患者には、プリン体を多く含む食べ物は控えるとともに、お茶を1日最低5杯飲むなど水分摂取を多くするよう言い渡し、薬を減らしました。しかし、患者の中には「薬の種類を減らされたが、大丈夫だろうか」と看護師に不安を訴える人が少なからずいました。

また、応援医師として働き始めた直後には、こんなこともありました。膝を手術して歩けない女性が救急車で運び込まれてきたので、夫に事情を訊くと、「介護に疲れたので、年末年始は病院で預かってくれ」という驚きの答え。「これは救急ではなくリハビリと療養の問題だから、救急車なんて使っちゃダメだ！　そもそも病院に来れば何とかなる問題じゃないんだから、今すぐ家族を集めて、この先どうやって奥さんの面倒を看ていくか考えなきゃダメだ！」と厳しく言いました。

こんな調子で診察を続けていたら、１ヶ月も経たないうちに私の医療方針に対する不平不満が住民の間に蔓延し始めました。

決断しない政治

市議会の議員たちも、私が診療所の指定管理者になることに抵抗しました。私は一刻も早く診療所の開設手続きやスタッフ集めを始めたかったのですが、年内にはもらえると思っていた指定管理者の正式決定が、年が明けてもなかなか出ません。市議会の議員たちから「総合病院を診療所に縮小するなど、村上医師の方針に対して住民が不安を感じている。もっと住民の声を聞くべきだ」などとクレームが入り、行政手続がストップしてしまったのです。

何度も住民説明会を開催した末に、やっと指定管理者の決定が下りたのは２月16日のことです。決定が遅れたせいで、医師の招聘が診療所がオープンする4月1日に間に合わなくなってしまいました。医者が足りなければ、当然受け入れられる患者数も減ります。つまり収入が減ってしまいますから、もともと綱渡り状態だった資金繰り計画に狂いが生じ、下手したら倒産しかねない状況になりました。

よくドラマや映画では、権力欲と金銭欲の塊《かたまり》のような悪徳政治家が出てきますが、私の仕事を妨害した議員たちはそのような「巨悪」ではありません。むしろ、「現状を変えようとする余所者《よそもの》は気に食わないから、ちょっと邪魔してやろう」という程度の考え、あるいはそこまで悪知恵も働かないような「無能な善人」がほとんどでした。

「無能でも善人ならまだマシじゃないか」と思うかも知れません。が、夕張のように緊急事態に置かれている場所においては、「無能な善人」ほど有害なものはないのです。緊急事態に機敏に対応して「住民の皆さんによく説明して……」などと言っていては、地域を守っていくことなどできません。

代議制民主主義という政治制度においては、民意によって選ばれた政治家が、自らの信念に則《のっと》って物事を決断していくことが必要不可欠だと思います。ときには批判を浴びることも覚悟しなければ、病院の縮小や増税など「必要だけど市民に不人気なこと」は何も決められない衆愚政治に陥るのは火を見るより明らかです。

私は「皆の意見をよく聞いて……」などと言っている〝謙虚な政治家〟は一生かかっても現状を変えることは出来ないと考えています。なぜなら、そのような軽々しい台詞を使う政治家は、自分で責任を取ってでも決断しようという覚悟がないからです。悪く言えば、決断を「民意」に丸投げしているだけです。

先日もある政党の勉強会で地域医療について私なりの経験や考えを話す機会がありました。そこに来ていた若手の政治家の皆さんは、優秀な良い人ばかりで、現状分析も大変良くできていました。ところが、いざ「それをどう解決するか」という話になると、「私はまだまだ勉強が足りないので……」「時間をかけて、みんなでよく話し合って……」などの台詞しか出てきませんでした。私は「ああ、多分この人たちには一生現状を変えることは出来ないだろうな」と思ったものです。

無責任な行政

自分で責任を取ってでも決断しようとする政治家が見当たりません。政治が決断をしなくなると、本来政治家の決断を具体化するはずの行政はどうなるでしょうか。

一番多いのは、永遠に仕事を先送りするパターンです。もともと行政というものは「遅い、動かない、働かない」ものです。これが豊かな世の中ならまだいいのですが、経済が下り坂の社会ではとても迷惑な話です。

たとえば、こんなことがありました。夕張市立総合病院の建物は全館暖房方式でしたが、断熱材も用いられていない築40年以上の古い代物で、ボイラーもパイプも老朽化しており、暖房効率がおそろしく悪くなっていました。厳寒期には1ヶ月に600万円も水道光熱費がかかるというとんでもない状態で、これを放置している限り、誰がやっても病院が黒字になるはずなどありません。それなのに、夕張の行政はずっと見て見ぬふりを続けてきました。

私は指定管理者を引き受ける際に、総合病院の1階部分のみを診療所として借り受けることにしました。それだけで診療所をやっていくには充分なスペースがあったからです。そして、1階天井の断熱工事、使用しない2階3階の閉鎖工事、それに伴う配管変更工事は〝大家〟である夕張市が速やかに行う旨《むね》を取り決めました。

しかし、診療所がオープンした後も、市側は一向にきちんとした工事を行おうとはしません。私は何度も抗議しましたが、担当者は「それは別の誰かがやるべきこと」「自分には責任がない」と言い張り、そうこうするうちに冬になり、またもや光熱費が湯水のように流出していく事態となってしまいました。当然、余分にかかった光熱費は市が負担することになりました。

何もしないでいたら間違いなく致命的な損失が出ると分かっていても、行政の担当者はやるべき仕事から逃げようとします。所詮人様の税金なので、本気でお金を大事にしようという気もありません。それよりも自らの仕事と責任を回避することが絶対優先なのです。その頑《かたく》なさには、もはや理屈を超えた信念のようなものさえ感じます。

夕張を蝕んだ労働組合

どこの役所や公的医療機関でも組合が存在しますが、それが合理化や新しいサービスを提供しようとする際の障害になっています。

世の中が変化している以上、それに合わせて公的サービスも変化していかざるをえないのは当たり前の話です。しかし、たとえば医療機関の統廃合や規模縮小といった話が出ると、必ず組合が強硬に反対を唱えます。すると今度は「組合対策」という名目で、じつにさまざまな形で税金が無駄遣いされていくことになります。

労働組合のお決まりのパターンは、「住民の暮らしや命を守る」という言い訳を使って、その実自らの組織を守ることだけしか考えていないというものです。彼らは、なぜか「組織を守らなければ、住民を守れない」という奇妙な論理を持ち出します。自分たちの権利さえ確保できれば、たとえ自治体が破綻して住民が窮地に陥ろうと知ったことではないのでしょう。それなら「住民のため」などともっともらしい言い訳をせずに、いっそのこと「自分たちの高い給与や生活レベルを守りたいから」と言ってくれた方が余程好感が持てるというものです。

たとえば、夕張が破綻したとき、市の職員は350人もいました。日本の市役所職員の平均人数は人口1000人当たり7・8人です。人口1万2000人の夕張市では94人になります。つまり市役所職員が平均より250人以上も多かったことになります。しかも、1人当たりの年収が平均700〜800万円とバカ高かったために、人件費だけで、低く見積もっても約25億円、10年で250億円の支出になる訳です。これは、観光事業の失敗で生じた借金167億円を上回ります。夕張市は、観光事業の失敗よりも、市職員の人件費によって破綻に追い込まれたといっても過言ではありません。

地元の新聞記者の取材を受けたとき、私が職員数の多さについて批判すると、記者は

「夕張市は広いから」などと組合寄りの擁護発言をしていましたが、いくらなんでも平均の4倍近くも職員がいるというのは常識外ですし、彼らがその人数に見合う仕事をしていたとは到底思えません。果たして、夕張市は他の自治体より4倍きめ細かなサービスを提供していたのでしょうか？

少なくとも医療・福祉分野は、職員数がやたらと多かったわりに、全く機能していませんでした。以前に夕張市の福祉担当の人間が「福祉の仕事は高齢者に無料のバス券を配ることだ」と豪語していたそうです。そんな人たちには福祉課としての給与は必要ありません。病院の事務員は市役所から来ていたのですが、定年前のやる気のない人が回されて来て、何も変えずに波風を立てずに過ごすだけ。退職金を病院会計から出させて市役所本体の赤字を減らすために派遣されていたというのが実情でした。

しかも、破綻後に市役所をリストラするため希望退職を募ることになったのですが、なぜか病院職員だけは有無を言わさず全員解雇となりました。市はいつも「市民の一番の要望は、医療と福祉の充実」と言っていたのに、なぜか市役所本体の職員より病院職員の方が先にリストラされたのです。

醜悪な権益確保

そもそも、600億円を超える借金を作り、「ヤミ起債」による粉飾決算まで行い、そのあげく市を財政破綻にまで追い込んだのですから、職員が真面目で効率のよい仕事など出来ていなかったのは明らかです。それでも幹部職員たちは、退職金をせしめて責任も取らずに逃げたのですから酷《ひど》い話です。給与が高かった分、退職金も高かったはずです。出来ることなら、今からでも強制的に全額回収すべきだと私は思います。

こんな「やり逃げ」を認めていては、いつまでも人間は変わりません。その証拠に、破綻したというのに、市の予算はいまだに職員の退職金の確保を最優先しています。たとえば、市立診療所が病床削減などのスリム化を実施したことで、国から夕張市に年間約8000万円の地域医療再生臨時特例交付金が5年間にわたり支給されることになったにもかかわらず、なぜかそのお金は医療には回されず、「市の裁量」とやらですべて市役所職員の退職金などの手当てに使われています。

そもそも破綻後の4年間、夕張市の総務課長を務めていたのは、かつて市の労働組合のトップだった人物です。つまり、法外な人件費を要求し続け、夕張市を破綻に追いやった張本人が、自治体の改革を担う要職に居座り、市長よりも高い給与を手にしながら、既得権益の確保に専心していたのです。

さらに驚くべきことに、夕張市役所の職員の4分の1は市外に住んでいるのです。自分たちが住みもしないで、本当に市民の身になって物事を考えることができるのでしょうか。自分たちが受けるつもりもないサービスを本気で向上させようと思えるのでしょうか。しかも、せっかく税金で賄っている公務員の給与も、多くが市外に落ちてしまう訳です。他の自治体に行ってこのことを話すと、「普通はあり得ない話ですね」と言われます。本当に夕張市を立て直す気があるのなら、市役所に残る条件として職員が市内に住むことを義務化すべきではないでしょうか。

いずれにしても、組合運動が地域のためになったり、住民のためになったという例を私は知りません。市役所職員は本当なら自治体の危機を知る立場にあったわけですから、自ら緩《ゆる》やかなリストラに応じるべきでした。やるべきことを先送りし続けて、いざ破綻したら開き直って露骨な権益確保に走るやり方は、本当に醜悪としか言いようがありません。

権利だけを主張して、社会に対する責任を考えない組合運動など、百害あって一利なしです。日本は世界第3位の経済大国であって、蟹工船の時代はとっくに過ぎています。

それなのに、彼らはいまだに時代遅れの組合運動をやって、どんどん日本を駄目にしています。特に北海道は社会党が蔓延《はびこ》っていたおかげで、労働組合があちこちで税金にたかる構造になっています。

彼らは自分たちが納税者、とりわけ若い世代やこれから生まれてくる世代を搾取していることに対して、良心の呵責《かしゃく》を感じないのでしょうか。

3.「マスコミ」の自作自演構造

マスコミの習性

本来、こうした問題点を指摘し、是正を求めるのはマスコミの役目だろうと思います。しかし、彼らもまた役に立ちません。それどころか問題を悪化させる共犯者ではないかと私は考えています。

マスコミの一番大きな問題は、自分の目でものを見ようとしたり、自分の頭でものを考えようとしたりしない人が多いことです。

なぜか取材に来る前から、「住民は弱者で可哀想な被害者」「住民はいつも正しい」という思い込みを持っています。もちろんある程度予断を持って取材に臨むのは仕方のないことです。しかし、こちらがいくら丁寧に説明しようが、どんな証拠を提供しようが、彼らが最初に思い描いていた「ストーリー」が変わることはありません。

しかも、「医者は高い給料をもらっているんだから、厳しく批判されて当たり前」と思い込んでいるようです。経済誌や就職誌の給与ランキングを見る限り、当のテレビや全国紙の記者たちと大差がないように感じるのですが……マスコミの人たちは自分たちの高収入に世間の注目が集まらないよう、あえて医者を「金持ちの悪者」に仕立てようとしているのではないかと勘繰りたくなってしまいます。

あるとき、作家の塩野七生《ななみ》さんが「文藝春秋」（2011年8月特別号）にこんなことを書いていました。

（メディアとは）

一、何かが起らないと報道しない。

二、悪いことならば何であろうと取り上げるのに、事態がうまく進んでいるような場合だと、報道心を刺激されないのか、取り上げられることははなはだ少なし、にな

る。

三、自分の国や自分自身が興味をもつことしか報道しない。

四、とはいえ報道人も職業人なので、毎日何かを書き言わねば仕事にならない。それで何もないときは、予測記事をたれ流す。それがまた、たいていの場合的をはずれている。

本当にその通りだと思います。

これに私が付け加えたいのが、次の項目です。

五、予測記事が外れないように、事件を作っていく。

それが夕張にいた新聞記者でした。

救急拒否事件の真実

2010年6月2日に、次のような記事が北海道新聞や全国紙で報道されました。

救急受け入れ、また拒否＊夕張市立診療所＊心肺停止の男性

【夕張】医療法人財団「夕張希望の杜」（村上智彦理事長）が運営する夕張市立診療所が5月、自殺を図り心肺停止だった男性の救急搬送受け入れを断っていたことが明らかになり、夕張市の藤倉肇市長は1日、医師の村上理事長から事情を聴いた。男性は市内の別の診療所に運ばれ、死亡が確認された。

関係者によると、5月19日朝、同市内で首つり自殺で心肺停止となった患者がいると通報があり、救急隊は最も近い市立診療所に受け入れ要請を行ったが、村上医師は4月から常勤医師が1人となったことや、ほかに外来診療があることを理由に断ったという。

市立診療所は昨年9月にも、心肺停止の患者受け入れを断ったことがあり、市と協議した結果、心肺停止患者の原則受け入れを確認し、5月上旬の別のケースでは受け入れた。

藤倉市長は1日、夕張市役所で記者会見を開き、「昨年9月の事故を受け、二度とこのようなことがないようにと協議してきたので、今回のケースは誠に遺憾だ」と述べた。

村上医師は市に対し、「首つり自殺と聞いて緊急性が低い死亡確認のケースと判

断した。常勤医が自分一人なので外来などに対応しなければならなかった」と話している。（２０１０年6月2日　北海道新聞）

いかがでしょうか。「救急受け入れ、また拒否」という見出しといい、市長の「誠に遺憾」というコメントといい、「この村上という医者は、救急受け入れを拒否して、患者を死に至らしめた酷《ひど》い医者だ」と糾弾する意図があるとしか思えない書き方です。

自殺者を「心肺停止となった患者」「心肺停止患者」と表現し、いかにも「断ったから死亡した」といったニュアンスで報道しているのもミスリードだと感じます。死亡確認がされていない以上、「心肺停止患者」という表現が間違いとまでは言えませんが、現場の感覚で言えば、あくまでも「緊急性の低い検案（死亡確認）」という認識でした。百歩譲って、もし本当に助かる見込みのある「心肺停止患者」だったとすれば、それこそ三次救急に対応できる人員や施設の整った救急指定病院に搬送すべきです。医師が一人しかおらず、うちのようにろくな救急施設もない診療所に運んだら、助かるはずがありません。

しかも、この記事は重要な事実を隠しています。最初に救急の連絡が入ったのは私のいる夕張市立診療所ではなく、市内にある別の診療所です。その診療所も救急指定病院ではありませんから、当然のように受け入れを拒否しています。それにもかかわらず、なぜ夕張市立診療所だけが糾弾されたのでしょうか？

そもそも、男性の首つり事件があったのは報道より２週間も前のことで、市役所にいる知人によれば、当初は市の救急会議でも特に対応に問題があったとは認識されていなかったそうです。ところが、ある日総務課に「匿名の投書」があり、なぜかそれが「お抱え新聞」のＭ記者にいち早く伝わり、段取りよく市長の「緊急記者会見」が開かれた、とのことです。

しかも、この記事を書いたＭ記者は、一度も私に直接話を聞くこともなく、記事を書いているのです。私が抗議をしたら、「病院に電話したが、不在で話を聞けなかった」と言い訳をしていました。しかし、Ｍ記者は私の携帯電話の番号も知っているのです。にもかかわらず、なぜ一度も携帯に電話をしてこなかったのでしょうか。病院の信用を大きく損なうような記事を書くなら、そのぐらいするのが記者として当然の義務でしょう。藤倉市長も、なぜ直接私から事情聴取をする前に、緊急で記者会見を開いたのでしょうか（記事ではわかりにくいですが、市長の記者会見は私から事情を聴取する前に開かれました）。

じつは、マスコミからこのような仕打ちを受けるのは2度目でした。記事にある「昨年9月にも、心肺停止の患者受け入れを断った」というのも、自殺をしたのが中学生だったので、少しでも助かる可能性があるのなら、ヘリコプターを呼んででも施設の整ったところへ搬送すべきというのが私の考えでした。ところが、朝日新聞のH記者から毎日のように電話があり、「謝らないと大変なことになる。議会も怒っていて、このままでは診療所は潰されてしまう」などと恫喝めいたことを言われ、一方で「謝罪さえすれば、私の報道で変な動きを抑えてやる」「他の新聞に書かれるとあなたの立場が大変になるから、私だけに書かせなさい」などと懐柔されました。当時はまだある程度マスコミを信じていたので、「中学生がなぜ自殺したのかをきちんと報道し、自殺予防につながるような記事を書いてくれるなら」という約束で、H記者の指図通り市内で開かれた小さな集会で「謝罪」しました。H記者はそれを「独占スクープ」しましたが、その後自殺についての報道は一切してくれませんでした。

要するに、M記者もH記者も、普段から仲良くしている市役所の幹部や教育委員会を守りつつ、自分でニュースをでっち上げて、大きく報道したかっただけではないでしょうか。少なくとも私にはそう感じられました。

ウェブ雑誌の反論手記

普通の医師ならここで挫《くじ》けていたのでしょうが、私は売られた喧嘩は買わずにはいられない性分です。すぐさま、たまたま縁のあった「ＪＢプレス」というウェブ雑誌に、「なぜ私は救急患者の受け入れを拒否したのか」という反論手記を書きました。だいたい次のような内容です。

・夕張医療センターは「救急指定病院」ではなく、そもそも指定管理者になる条件にも、救急医療は入っていなかった
・24時間３６５日体制で救急を受け入れるためには最低７人の医師が必要（事件当時、夕張医療センターの常勤医は私ひとりだけで、後は応援医師で運営していた）
・救急スタッフや医療機器の維持管理費を考えると、対応する範囲にもよるが、最低３億円以上の救急予算が必要（夕張市の救急予算は１２０万円だけ。しかも、そのお金はなぜか夕張医師会の経費として使われていたので、実質的には０円）

・以上のことを市に説明し、「夕張医療センターでは救急を受け入れることは困難」と何度も訴えてきた。
・そもそも夕張には他に医療機関が4ヶ所あり、隣町の栗山赤十字病院までは車でわずか30分、岩見沢市立総合病院までは40～50分、札幌市も約1時間と、決して〝陸の孤島〟ではないのだから、「近隣の病院と提携して救急の受け入れを依頼するべき」と市に何度も提案してきた。しかし、市は問題を先送りするばかりで何もしなかった
・それでも、私は昼夜問わず仕事に追われる中で、ボランティア精神でこれまで可能な限り救急の受け入れを行ってきた。しかし、今回の報道ではそのような事情には全く触れられず、逆に「今まで何度か受け入れてきたのだから、今回も受け入れるべき」という論法で批判されている
・医療に何でも責任を押し付けるこのような風潮が、日本の医療崩壊を助長している

この記事は私の予想を超える大反響を呼びました。「JBプレス」には1日70万件のアクセスが殺到し、記事が転載された「m3. com」という医師向けの情報サイトでも年

間アクセスランキングが2位になるなど、医療関係者を中心に高い関心を集めました。

多くの医師が、医師がたった1人しかいない診療所に対して、このような対応をされたらたまらないと感じたのでしょう。まさに明日はわが身というやつです。さらに夕張市が自ら救急指定を放棄し、ろくに予算も出さず、いわば救急医療ができないように診療所の手足を縛っておきながら、救急受け入れを断った私をマスコミを利用して一方的に批判した卑劣なやり口に、怒りを感じたのだと思います。古来、日本人は道義を重んじる国民です。財政破綻させた張本人である夕張市の人間が、身銭を切ってまで地域医療の建て直しにやってきた人間に、まさに恩を仇《あだ》で返すような仕打ちをしたことが、道義的に許せなかったのでしょう。

市役所には非難の投書、電話、メールなどが殺到しました。おそらく彼らも「しまった」と思ったのではないでしょうか。彼らはインターネットの力を侮《あなど》っていたのだと思います。地元の新聞やテレビとさえタッグを組んでおけば、何でも思い通りになると思っていたのでしょう。H記者からは「あなたのブログやツイッターなんて誰も読んでいない」と馬鹿にされましたが、この事件をきっかけに私のツイッターのフォロワーは7000人を超え、ブログやメルマガも含めると1万人ぐらいの人に対して、私の考えを直接伝えることができるようになりました。

もちろん、大メディアに比べれば微々たる数字ですが、それでもこれまではただ泣き寝入りするしかなかった一般人が、大メディアを向こうに回してネット上の言論空間で反撃できるようになったことは、大きな社会進歩だと思います。実際、これ以降はM記者やH記者による私へのバッシング報道もすっかり鳴りをひそめ、その後2人とも別の地域に異動していきました。しかも、ブログやツイッターなどで私の考えを理解してくれる住民の方が増えたので、かえって仕事がやりやすくなったように思います。

思考停止が生み出す自作自演

別に私は私怨を晴らしたいがために、この話を書いているわけではありません。マスコミの持つ「自作自演構造」を示す好例だと思ったので、詳しく説明してみたまでです。先に引いた塩野七生さんの文章も、自作自演という言葉は使っていませんが、同じようなことを言っているのだと私は解釈しています。

たとえば、マスコミが「医療崩壊」と騒げば騒ぐほど、本当に医療崩壊が加速します。なぜなら、マスコミの多くは「住民はいつも正しく、住民はいつも被害者」という視点からしか報道しないからです。

北海道の地域医療の報道を見ていても、なぜか地域で働く医師が辞めると、ほとんどの場合、辞めて行く医師個人の問題がクローズアップされる傾向があります。そして、地元では「医師に残ってもらうためにはやはり金を積むしかない」「そのための補助金を国が出せ」というまったく見当違いの議論が展開されます。

かつて夕張を去ったある医師は、「二度とこんな地域に戻りたくはない。自分の事情で辞めるのではなく、住民が嫌だから辞めるんだ」とはっきり言っていました。私の知る限り、多くの医師はその地域や病院に「やりがい」があるかどうかを重視します。そして、自分がその地域に必要とされているというメッセージが伝えられると、医師は意外に単純で、その心意気に動かされて一所懸命に働くものです。逆に言えば、住民が病気について何も学ぼうとせず、勝手な要求ばかり繰り返し、感謝もせずに文句ばかり言っているような地域では、いくら金を積まれたって働こうと思う医師はいないでしょう。

つまり、はっきり言えば、医師がいなくなり地域医療が崩壊するのは、多くの場合、そこの住民が悪いからなのです。それなのに、思考停止したマスコミの頭の中では、いつまでたっても住民は「弱者」で「被害者」なのです。そのようなマスコミの報道姿勢が、ますます住民をモンスター化させ、地域医療の崩壊を加速させてきたのではないでしょうか。

マスコミも自らの持つ「自作自演構造」が、社会をどんどん悪くしていることに気付くべきです。

4．責任回避と権力欲に走る「医療者」

医療関係者のリスク恐怖症

もちろん、医療の世界の人間にも問題はあります。

たとえば、こんな話があります。ある看護学校で病院実習が始まりました。その時に担当した病院の医師が指導教官に一言いいました。

「実習生がインフルエンザを患者さんにうつすと困るので予防接種を打って下さいね」

すると、この看護学校では「病院実習をする看護学生はインフルエンザの予防接種をする」という規則が出来ました。

その後、ある看護学生が、インフルエンザのワクチンに強いアレルギーがあり、一度ショック状態の重症になった経験があるので「予防接種は受けられない」と申し出ました。すると指導教官は「規則ですから、ショック状態に対応できるような医療設備の整った病院へ行って接種して下さい」と言ったそうです。結局、その学生は病院実習を受けられませんでした。

冗談のような本当の話ですが、最初に予防接種を奨めた医師は「マナー」として呼びかけただけです。それなのに、いつしか「決まり」が一人歩きして金科玉条となって、自分たちを縛ってしまいました。指導教官は、学生が患者にインフルエンザをうつすリスクと、学生がワクチンによるアレルギー・ショックで死ぬリスクを、比較検討できていません。ワクチン接種をしなくても、その学生の衛生管理をしっかりすれば、インフルエンザをうつすリスクは回避できるはずです。一度規則を決めると、その意味や中身を考えないで実行していくということは、真面目なのではなく、ただの思考停止です。

これはリスク・マネジメントの問題です。

たとえば、自動車事故を起こさないためにはどうしたらいいと思いますか？　もっとも確実なのは、「車に乗らない」ことです。

しかし、それでは楽しい生活や便利な生活を享受できないと考える人もいます。そこでシートベルトをして、安全運転をして、保険に入ってリスクに対応します。国も少しでもリスクを減らすように、運転をしようとする人には教習を受けさせ、試験をクリアした者だけに免許証を発行し、さらにいろいろな交通規制を法律で定めています。

それでもリスクは0％にはなりません。現実に交通事故はしょっちゅう発生します。だからと言って、「交通事故が起こるのは免許証を発行した国に責任がある」という人はほとんどいないと思います。いくらトレーニングや規制をしても、100％の安全は守れないと分かっているからです。

リスク・マネジメントとは「リスクはあるものだという前提で物事を考え、被害を最小限にすること」だと思います。リスクをゼロにすることではありません。

もし100％安全でなければ駄目と言うのなら、自動車も飛行機も全面禁止です。また絶対安全な医療など現時点ではあり得ないので、医療行為も全面禁止です。ゼロリスク願望も結構ですが、その結果として起こる経済的、社会的な負担に一切触れないというのは無責任です。

マスコミが多用する「本来あってはならない」という言葉も、じつに感情的でみっともない話です。「医療格差は本来あってはならない」などと言って、日本全国に豪華な医療機関を作り続ければ、その負担で破綻する自治体が出てくるのは当然です。すると今度は「自治体破綻は本来あってはならない」と、「国」と呼ばれる集団に文句を言います。あたかも「国」という「われわれではない、他の誰か悪いやつ」がいるように書いていますが、「国」の責任の所在がわれわれ国民一人ひとりにあることを忘れてしまったのでしょうか。

要は「目先の不快な現象をなくすことだけを他人に求めて、その結果については全く考えないし、責任も取らない」ということです。なんとも無責任な話です。この思考傾向はまさに破綻した夕張と同じではないでしょうか？

縦割りとリスク回避の構造

話を医療関係者の問題に戻します。

もともと医療現場は人の命にかかわる仕事が多いので、良くも悪くもリスクに敏感になりがちです。特に最近は何かあるとすぐに訴えられるので、少しでもリスクを回避しようと、本来プロとしてやらなければならない仕事や判断さえ、他人に丸投げしようとする人が多くなっています。それは「患者の安全のため」という錦の御旗の下で行われる「責任逃れ」です。

それを助長しているのが、病院の縦割りヒエラルキーです。病院には、医師から薬剤師までさまざまな職種の人間が働いています。各々がそれぞれの分野の専門家なのだから、職種によって力関係に上下があるのはおかしいのですが、どこの病院でも大抵、医者がトップで、看護師がナンバー2、次が検査技師で、最後が薬剤師という感じです。

私が薬剤師だった頃、医者に「薬剤師の分際で、生意気なことを言うんじゃない！」と一喝されたことはすでに書きましたが、自分が医者になってみると、今度は逆に看護師や技師に不満を覚えるようになりました。「看護師だから、これはやらない」「技師だから、これはやらない」ということが多すぎると感じたのです。

たとえば、夜中に「子供の熱が38度あるのですが、受診した方が良いでしょうか？」と心配した母親から病院に電話がかかってきたとします。看護師はキュアとケアの両方の訓練を受けているのですから、「食欲があるかどうか」など基本的な質問をして、もし食欲もあって普通に寝ていられるようであれば、「大丈夫です。わざわざ救急に来る必要はありませんよ。もし容態が変わったら、またいつでもご相談下さいね」と答えるぐらいはできるはずです。それは看護師の仕事の範囲内だと私は思うのですが、「〃医療判断〟をするのは嫌だ」と何でも医師に丸投げしようとする看護師もいます。

レントゲン技師にも、私は「あなたが必要と思った写真は、指示がなくても撮影して下さい」とよく言います。たとえば交通事故に遭った方の場合、「腰が痛い」と訴えていた方でも、落ち着いて話を聞いてみたら、じつは肩も痛めていたなんてことがよくあります。レントゲン技師が患者としっかりコミュニケーションを取って、どの部位を撮影すべきか自分で判断するのはプロとして当然のことだと思います。

地域医療の現場は人的資源が限られていますから、それぞれがプロとして能力を発揮し仕事をシェアしていかなければ、やっていけません。私は仕事の権限をどんどんスタッフに委譲するようにしました。それでも、最初はみんな判断ミスを恐れてなかなか踏み込めません。仕方がないので、私は「何かあったらすべて私が責任を取る」と宣言して、スタッフが積極的にプロとしての仕事をするよう促しました。

権力欲に転ぶ人たち

ところが、権限を委譲すると、また別の問題が出てきました。

私としては、いちいち医者の指示を仰がなくてもそれぞれでやれることはやってもらおうと考えて、各人が横並びでリーダーシップを発揮するようなフラットな組織に改編したつもりでした。

ところが、いつの間にか、トップがいるピラミッド型の小さな組織がいっぱい出来たのです。役職がつくと、やっぱり嬉しい。それがどんな小さなものでも、権力を持つと勘違いしてしまうのが人間なのだと思い知りました。

たとえば、診療所に併設されている老健（介護老人保健施設）を、思い切って別の医師に任せてみたことがありました。夕張医療センターでは「老健は病院ではなく、あくまでリハビリやリクリエーション中心の〝生活の場〟なので、医師は前面に出ず仕事はなるべく介護職に任せるように」という方針でした。しかし、その医師はしだいに現場に介入するようになりました。「医療上の要請」から、病院食以外の食べ物は一切禁止。「怪我防止」のため自由な散歩やリクリエーションも禁止され、生活の場がどんどん病院化していきました。看護師や介護職も職種別のピラミッド型の組織に編入され、各人が自由に判断して仕事をしていく余地がどんどん失われていきました。

しかも、ピラミッドのトップになった人は、組織がどうあるべきかを議論したり、組織をいじったりするのが仕事だと勘違いして、目の前にある本当にやるべき仕事が目に入らなくなってしまうのです。また、組織として一度何かを決定したら、どんな不具合が生じても無理にでもそれを貫こうとし、機能不全に陥ってしまうことも多くなりました。まさに自縄自縛です。これはダメだと手を入れようとしたら、その人たちの必死の抵抗にあい、苦労しました。

よくベンチャー企業でも、ある程度事業が軌道に乗ると、さらなる成長を望む人と、安定を望む人との間で内部分裂が起きると聞きますが、まさにそのような感じでした。もともと公務員だった人たちなので、理想的な地域医療の追求よりも、組織の維持防衛のためのリスク回避に走ってしまうのです。

結局、4年間で10人以上の人たちに辞めてもらいました。ただでさえ人員が少ない中で人を切るのは勇気が要りましたが、驚いたのは、そういう人が辞めていっても仕事はそのまま支障なく回っていき、病院の収入もまったく減らなかったことです。「私がいなくなったら、やっていけなくなりますよ」と言い残して辞めていった人たちはいったい何をやっていたのだろうと不思議になるほどでした。

その後も、小さなトップが出来ないように注意しながら、権限委譲を推し進めていきました。今では、医師、看護師、介護職がみんなフラットな関係にあります。法人理事も、年齢や経験年数に関係なく抜擢し、1年ごとの交代制にしています。これらの改革により、メンバー全員がプロ意識を持って、それぞれの能力を発揮できるようになったと感じています。

若月先生も妨害された

先日、若月俊一先生の『村で病気とたたかう』（岩波新書）という本を読んでいて、佐久病院（現佐久総合病院）でもまったく同じようなことがあったことを知りました。

終戦直前に佐久病院に赴任してきた若月先生が、戦後、地域で予防や保健活動を展開していく中で、最初に立ちはだかったのは、病院経営者の身内である事務長（薬局長やレントゲン技師も兼務していた）だったそうです。

一方病院の中では、例の事務長兼薬局長氏と私どもの間にますますみぞができていった。彼は私どもが看護婦や事務員の味方をして院長にいろいろなアドバイスをすることが気にくわないらしい。そして二言目には、「わしらは何といっても土地のもんでやすからね」などといって私どもを牽制する。ことに自分が土地の有力者一

家の者であることを鼻にかけてるふうである。（若月俊一『村で病気とたたかう』岩波新書）

地元の名士だった事務長には、権力者として君臨したいという欲望や、よそ者に対する抵抗もあったと思います。若月先生が外で仕事をしていると「仕事を放置して遊びに行っている」と周囲に言い、往診や演劇などの活動に対しては「思想教育をしている」「あいつはアカだ」などと噂して、何かと嫌がらせをしたようです。

私どもに関するいろいろなデマがとんだ。ある日『信濃毎日新聞』の投書欄に、明らかに私どもを指しての非難文が載った。「南佐久郡の某病院の医者たちは、本来の医業を留守にして、村の中に政治的な宣伝に歩いている。そのために手術した胃ガンの入院患者が死んでしまった。患者は入院していながら医者たちに脈もみてもらえずに死んでいった。人道上ゆるせない」というのである。（同書）

もちろん、この投書もデタラメで、若月先生が「当直医によって充分な処置がなされていた」という反論を新聞に寄せると、それっきりこの問題は立ち消えになりました。

その次に立ちはだかったのが、左翼思想を持つ若手の医師たちでした。彼らは看護師たちと結託して「分院派」と呼ばれる集団を作り、やはり若月先生を追い出そうとしました。

その頃、田口村分院に新しく赴任した若い医者を中心とするグループが、毎夜のように分院に集合し、政治的勉強をするのはいいとして、本院の運営、経営を片っぱしから非難し反対するようになった。その批判たるやすこぶる「政治的」なのである。つまり、佐久病院（及び従組――従組は院長のいうままになっている、つまり御用組合だというのである）は、経営主義、学問主義に陥り、まったく階級的観点を失なった、プチブルジョア精神で反動化してしまったというのである。たとえば私が地区の保健所長さんといっしょに飲んだことは「反動に手をかしたこと」になるらしい。（同書）

しかし、佐久病院の病棟が火事で焼失するという災難に見舞われた際、「分院派」は消火作業にもその後の整理作業にもまったく協力しなかったばかりか、「病院復興よりも従業員の賃上げを優先すべき」と非常識な要求をしたことにより、周囲に愛想を尽かされて、結局全員やめていくことになりました。

どんなにもっともらしいことを言っていても、その人たちが住民のために働いているのか、それとも自分たちの権力欲を満たそうとしているのか、だんだんと周囲にもわかってくるものです。人を批判することでしか自分の存在を示せない人たちは、自分たちで責任やリスクを負おうとしないので、最終的に周囲に見放されて、その地を追われることになります。若月先生の本を読みながら、時代や場所が変わっても、人間がとる行動というものはそんなに変わらないものなのだなとつくづく思いました。

地域で新しいことをしようとすると、地元の既得権益と戦ったり、内部に生じる権力欲と戦ったりすることは避けられないのかも知れません。しかし、そういった緊張関係があればこそ、ディスカッションやディベートが生まれ、より真剣にものを考えたり動いたりできるようになるのも、また事実です。対立を避けて上手にやろうとする人間は、結局は何も変えられないのではないでしょうか。

官がいいか民がいいか

本来、医療はサービスというより社会保障ですから、不採算になろうと維持していかなければなりません。赤字が出たら地域住民で負担するのは当然だと思います（もちろん、自治体を破綻させるほどの赤字を出しては本末転倒ですが）。その意味では、公的医療機関というのは必要ですし、そのメリットは大きいと思います。

これに対して、民間の医療機関というのは、一見効率性や柔軟性に富んでいるように思えますが、医療法人は過剰な利益追求に走らないようにかなり規制されていますので、結局は公的なものに近くなります。

結論から言えば、医療機関は官営でも民営でもどちらでも良いと思います。いずれにせよ、お互いのいいところどりをしていく必要があるでしょう。たとえば、保健上必要だけれど、民間の医療機関ではどうやっても採算が取れないような分野——予防接種や検診などの予防活動、小児科、産婦人科、救急といった部門は、公的補助を使いながら運営していけば良いと思います。

逆に官だろうが民だろうが絶対やってはいけないことは、医療機関の職員が組合運動に力を入れること、そして、年功序列で給料を上げていくことです。そのようなことを続けていると、必ずその医療機関が公的役割を果たせなくなる日がやって来ます。

組合運動についてはすでに書いたので、ここでは年功序列について書きます。とくに公的医療機関に多い年功序列ですが、頑張っていてもサボっていても給与が上がっていくシステムのもとでは、普通に考えれば、人間はだんだん努力しなくなります。このようなことを言うと、必ず「そんなことはない！」と怒り出す立派な方がいらっしゃいます。事実、年功序列の中でも目一杯努力してきた人が日本にはたくさんいると思います。

しかし、私が言いたいのはシステムの問題です。努力を「個人の資質」に任せて、最悪の事態を想定しようとしないシステムそれ自体が問題だと思います。もともと目一杯働こうという決意がある人は、どんなシステムでも目一杯働きます。「年功序列じゃないと、一生懸命働けない！」というのでは、もっともらしい理屈をいくつ捻《ひね》り出そうが、裏には「既得権益を守りたい」「あわよくばラクをしたい」という気持ちが隠されているると思われても仕方がないのではないでしょうか。

夕張医療センターも、市立総合病院時代の給与体系を引きずっていたので、必ずしも頑張った人が報われるシステムになっていませんでした。そこで２０１２年に私の高校時代の同級生で社会保険労務士の片山展成《のぶしげ》さんに協力してもらい給与体系を一新しました。具体的には、基本給を安くして、その分、資格給（たとえばケアマネージャーの資格を取得したら資格給が上がる）を厚くしました。また、学会発表などをすると給料が上がる仕組みも導入しました。もちろん、現場で誰がどれだけ働いているかは、理事会（現在の理事は全員現場で働いています）で詳しく検討します。

その結果、基本的に働き盛りの30～40代の人の給料が一番高くなり、50歳を過ぎると給料が下がり始めるようになりました。もちろん50歳を過ぎても、若い人と同様に夜勤をこなしたり、資格を取ったり、役職についたりすれば、収入を維持できます。要するに、ただ勤続年数が長いというだけで給料が高くなるような公務員方式を廃したのです。医療機関は、どちらかというと技術者、つまり職人の集団ですから、とくに成果主義がなじみやすいと感じています。

一方で、定年制も廃止しました。働く意欲と能力がある限り、何歳になっても働くことが出来ます。実際、夕張の老健では70代の男性も介護職として働いています。

透明性が高いシステムなので、給与と労働の内容や時間とのバランスを見ながら自分で働き方を選べるようになっています。そのようにしたら、子育てや老親介護などの事情から働くのをあきらめていた人々が、働き手として入ってくるようになりました。

まだ新しい給与体系は始まったばかりなので、この先いろいろ修正していかなければならない面も出てくるかも知れませんが、試行錯誤しながら、他の医療機関のモデルとなるようなシステムを構築したいと考えています。

オランダのビュルトツォルホ

そのモデル作りの上で、最近私が参考にしているのが、オランダの「ビュルトツォルホ（buurtzorg）」という在宅ケア事業者です。以下、現地でフィールドワークを行った労働政策研究・研修機構の堀田聰子さんから伺った話をもとに、すこし説明します。

舌を嚙みそうな名前ですが、ビュルト（buurt）が「ご近所」、ツォルホ（zorg）が「ケア」という意味で、つまり「ご近所ケア」という親しみやすいネーミングです。2006年に起業されたばかりですが、今や4600人の看護師を有し、約5万人の利用者に在宅ケアを提供しています。

ビュルトツォルホのキーワードは「専門職の復権」です。

オランダでは1990年代に在宅ケア事業者の大規模化が進みました。各家庭に派遣される看護師も組織のヒエラルキーに呑み込まれ、事務仕事が増え、またケアの提供も縦割りの細切れになってしまいました。これではせっかく身につけた専門能力が充分に発揮できない、利用者に満足してもらえるトータルケアが提供できない——そのような不満を抱いた当時40代後半の男性看護師が、「専門職が自律的に専門性を発揮する」ために作った組織がビュルトツォルホです。

ビュルトツォルホの特徴は、最大12人の看護師の独立チームで構成され、しかもそのチームにはリーダーを置かず、完全にフラットな組織で運営されているということです。すべての看護師が高い専門性を兼ね備えたジェネラリストで、各家庭に派遣されると1人であらゆるタイプのケアを包括的に実践しています。

これを可能にしているのが、ビュルトツォルホ・ウェブというネットワーク・コミュニティの活用です。自分のチームでは解決できない問題、たとえば特殊な疾患に関する質問などを書き込むと、すぐに専門知識を持っている看護師から返事が寄せられます。煩雑な業務管理はもちろん、ケアの評価と質の管理までビュルトツォルホ・ウェブでスムーズに行えるような仕組みになっています。

また、お互いに励ましあったり、働く喜びや誇りといった価値観を共有したり、連帯感やモチベーションを高める場としてもビュルトツォルホ・ウェブは機能しています。

新しいチームが立ち上がるとすぐに全国から激励のメッセージが届くなど、高い熱量を持ったコミュニケーションが密に交わされています。堀田さんは、「ビュルトツォルホのナースたちは本当にキラキラしている」と言っていました。実際、求人をしていないのに、看護師が「働かせて欲しい」と次から次へとやって来て、急成長の原動力となったそうです。

ビュルトツォルホは、最近スウェーデンやベルギーなどの近隣諸国にも進出しています。さらに、オランダではこのモデルを警察官や学校の先生にも応用しようという動きまであるそうで、もはや一大ムーブメントとなっているようです。

紙幅の都合でこれ以上詳しく説明することは出来ませんが、日本の医療・介護業界に蔓延する責任回避志向や権力欲を何とかしたいと考えている方は、ぜひご自分で調べてみていただければと思います。制度も国民性も違うので、そのままそっくり真似するわけにはいきませんが、先に触れたとおり、夕張医療センターではビュルトツォルホ型のトップを置かないフラットな組織を導入して、なかなかうまくいっています。少なくとも、日本人が好きなピラミッド型の縦割り組織より、介護の現場でより柔軟な対応ができるようになるのは間違いありません。

5.「市民」という名の妖怪が徘徊する

歪んだ権利意識

「モンスター・ペイシェント」という言葉は、すでに皆さんも聞いたことがあると思います。他にも、モンスター・ペアレンツ、モンスター・ハズバンドなど、最近は多くの領域でモンスターと呼ばれる人たちが増えてきているようです。

病院が混んでいるからと外来から救急車を呼ぶ人、トイレットペーパーが切れたとかゴキブリが出たとかで警察を呼ぶ人、子供が学校で怪我をしただけで先生に辞表を書かせようとする親、高級車は買えても給食費は払わない親……いろいろなパターンがありますが、いずれも権利意識が強く、社会的常識が無く、自己中心的で、不安を訴えるという形で医者や教師などに理不尽な攻撃を向ける人たちです。

私が夕張で医療を始めた時にも色々なことがありました。

当初、私が不思議に思ったのが、やたらと救急車でやって来る人が多く、しかもみんな無職なのに「労災です！」と叫ぶことでした。最初は何のことかわからず戸惑いましたが、職員に聞いたところ、夕張の医療が有料化されたときに、元炭鉱夫たちの間で「労災という言葉を発していたら、医療費がタダになる」という噂が広がり、今でも信じ込んでいるということでした。救急車を使う人が多いのは、「タクシーだとお金がかかるから」「救急車を呼べば待ち時間もなく診察を受けられるから」という信じられないほど自己中心的な理由からでした。

他にも「自分は難病なのだから薬だけ受診を認めろ」「患者の欲しい薬を出すのが病院の仕事だ」「24時間好きな時に医者にかかれるのが患者の権利だ」など病院職員を疲弊させるような発言をする人がたくさんいました。しかも、大声でクレームをつける人に限って、健康を自己管理できず、医療費を踏み倒す人が多いのですから、たまったものではありません。

病院や学校、役場などにはこの手のモンスター発言に弱い人が意外に多く、彼らにいいように振り回されてしまいます。しかし、彼らに費やす時間やエネルギーは、本来は常識的に振舞っている人たちに振り向けるべきものです。モンスターの言い分に従うということは、自己中心的な人たちが得をする世の中を作ることに手を貸しているようなものです。

夕張市民の非常識

私は夕張でこの手の権利意識の高い人たちに対して厳しく対応して来ました。

「救急車をタクシー代わりに使うのは無駄遣いです」

「必要のない薬は出せません。医療保険制度は皆さんの税金で守られているので大切に使って下さい」

「決まりを守らないから、夕張は破綻したのでしょう。決まりは守って下さい」

営業的にはあまり好ましくないように思えるかもしれませんが、私は、この地で長期的に診療所を維持していくためには、このような毅然とした対応をすることが必要不可欠だと考えていました。

実際、このような対応をしつづけてきましたが、むしろ普通の真面目な人が通いやすくなったようで、患者は減るどころか増えました。救急車の出動も時間外受診も激減しました。

私が夕張市民の非常識ぶりを俎上《そじょう》に乗せると、「確かにひどい人もいるけど、そんな人ばかりではないだろう」という人もいます。もちろんそうでない人もいます。それでも、程度の差こそあれ、相当な数の人がそうだったからこそ夕張は破綻したのです。

かつて、住宅費、暖房光熱費、医療費、映画代、入浴料などを自分たちで払うように言われたとき、他の町では当たり前のことなのに、「一部の市民」ではなく「多くの市民」が大騒ぎして反対しました。しかも、その後も現在に至るまで家賃も医療費も払わずに踏み倒し続けている人がたくさんいます。現在、市営住宅の家賃を払っていない人が43％もいて、3億円分の家賃が滞納されています。治療費の未払いも2億円あまり累積していますが、これは他の地域では考えられない異常な数字です。

財政破綻をきっかけに、ゴミの分別がルール化され、粗大ゴミが有料となった時も、診察を受けに来た女性が「もう夕張では生活していけない」と泣き出したことがありました。私が呆れて「他の地域では当たり前のことですよ」と言ったら、びっくりしていました。

「以前は払っていなかった」「夕張市の対応が悪い」などという言い訳は世間では通用しません。家賃や治療費を払わないのは、ただの犯罪です。他の地域の人が普通にやっていることを、夕張の人はやらなかったから破綻したのです。夕張の人は「破綻の犠牲者」ではなく、「破綻させた張本人」なのです。

「ニーズ」と「ウォンツ」

本当の「ニーズ」とは何でしょうか？

多くの場合、「住民の要望＝ニーズ」と勘違いされています。しかし、住民の意向がすべてニーズではありません。住民の「あれくれ、これくれ」という声を聞いていたら、そのうち「夕張に三越を建てろ」なんて話になりかねません。これはただの「ウォンツ」です。

三越は極端な例ですが、たとえば「子どもの命にかかわるから、小児救急を夕張に作れ」という要望はどうでしょう。たしかに、小児救急がない田舎で子育てをしていたら子どもの死亡率が増えてしまいそうな気がなんとなくします。これなら一見真っ当なニーズと考えても良さそうな気がしてしまうかも知れません。

しかし、小児科医の江原朗《あきら》氏の研究論文「二次医療圏の中心都市からの距離と小児の死亡率に関する検討―北海道を例として―」（２００８）によれば、小児科までの距離と死亡率は関係のないことがわかっています。

自分たちで小児救急にかかる莫大な経費を負担する覚悟があるなら、別に作っても良いと思いますが、少なくとも実証研究で「命にかかわる」とされていないものについて、「国の金で何とかしろ！」というのは、ただのウォンツだと思います。要するに、安全と安心を履き違えており、子育ての責任と不安を医療に丸投げしたいという気持ちから出ている要求なのです。

もともと子どもの死亡原因の1位は病気ではなく「不慮の事故」です。つまり子どもの命を守るためには、タバコを誤嚥《ごえん》したり窓から転落したりしないよう、親が子どもの安全に配慮し、しつけをすることが最も大切です。夕張では親がそういったことを怠っていても、救急車を呼んだ瞬間に、なぜか全責任が医療に押し付けられます。自殺でさえ、本来は家庭や教育の問題であるはずなのに、救急医療問題にすり替えられてしまうのは、先に述べた通りです。

別に医療が必要ないと言っているわけではありません。ただ、今の医療の規模でも大切に使えば十分に安全は守れるし、実際にかなりの程度守られていると考えているだけです。

逆に安心というものは、自らが参加しない限り守れないものだと思います。何の負担もしないで、自らの役割も果たさないで、ただ他人から与えてもらおうとしたところで、決して安心を得られることはないでしょう。それが安心というものの理《ことわり》だと思います。

ニーズはアンケートで決めるものではない

これからはニーズとウォンツを峻別していく必要があります。

本当のニーズとは、公共の福祉に資する要望であり、（次世代を含む）他の人たちのことも考えた要望であって、決して個人的な欲求をかなえたり不安を解消したりすることではありません。だから、住民アンケートでニーズを得ようとするのはナンセンスです。ニーズとはアンケートをとって決めるものではありません。

たとえば、水を必要としている住民に対し、「何が欲しいですか」とアンケートを取ったら、「水」と言うに決まっています。でも、ただ他所から運んできた水を与えても、その場しのぎに過ぎません。やはり井戸を掘る必要がありますが、余所者《よそもの》がただ掘ってあげても仕方がないでしょう。本当に住民のニーズに応えるということは、住民たちに自分たちで井戸を掘るやり方を教えることです。そうすれば、もし井戸が枯れてしまっても、住民たちは新しい井戸を掘って水を得ることが出来るでしょう。

医療の本当のニーズとは、住民の命や健康を守ることです。そのためには、時には本人のウォンツを無視したり、否定したりすることも必要です。たとえば、肺を悪くしている人が「煙草を吸いたいから、呼吸器の専門医を用意しろ！」と要求してきたら、「禁煙しなさい！」と叱るのが、「ニーズに正しく応える」ことだと思います。

ウォンツに応えることがサービスであり、サービス競争に勝ち抜くことがお金儲けにつながるんだ、という市場原理主義みたいな考え方がいつの間にか日本でも蔓延《はびこ》ってしまいました。医療機関がウォンツに過剰に応えすぎて、いつの間にか本当のニーズを満たすことが出来なくなっています。

最近では幼稚園や学校などの教育機関までもが、子供の過剰なウォンツに応えようとやっきになって競争していますが、そんなことで教育の本当のニーズを満たせるのか疑問に思います。そういう浅ましい大人たちの姿を見て育った子供たちが、やがてモンスターと呼ばれる大人になっていくのではないでしょうか。

「知らなかった」は免罪符にならない

夕張が破綻したとき、市民がマスコミのインタビューに答えて言いました。

「破綻するほど借金があるなんて全然知らなかった」

不摂生で糖尿病を悪化させて透析が必要となってしまった患者が、医師に言いました。

「糖尿病が腎不全につながるなんて知らなかった」

本当でしょうか？

少なくとも、夕張の財政が危ないことは、北海道のほとんどの人が知っていました。私だって知っていました。当時の市長さんがテレビで「借金も財産のうちです」などと発言していたのですから、住民が知らない訳はありません。

また、糖尿病が悪化すると様々な障害が出ることは、通院していれば必ず主治医から聞いているはずですし、テレビや新聞、雑誌でも飽きるほどやっています。珍しい病気ならいざ知らず、糖尿病は日本人の6人に1人がかかっているきわめてありふれた病気ですから、情報は簡単に手に入れられるはずです。

この情報化社会で「知らなかった」と言うのは、「知っていても知らないふりをしている」あるいは「都合が悪いので知ろうとしなかった」のどちらかです。口を開けて待っていれば教えてもらえる、教えてもらえないことが悪い、という考えも「甘え」です。

要は自分のだらしなさをごまかすための台詞でしょう。

「知らなかった」が許されるのはせいぜい未成年まで。選挙権を持ち、年金や医療保険の恩恵を受けている高齢者が「知らなかった」というのは許されません。いくら政治家が悪くても、その政治家を選んだのは自分たちです。いくら官僚がダメでも、自分たちで物事を考えなくて良い理由にはなりません。自らが考えて行動することが、市民の義務だと思います。

確かに自治体の借金や糖尿病などのように、普段は「痛くも痒くもない」ことに関心を持つことはなかなか大変です。だからと言って、自分は何も悪いことはしていない、むしろ被害者だと思っているとしたら、大間違いです。自らが豊かさを謳歌するために、公債や社会保険料という形で次世代に膨大な借金をツケ回しにしていることは、「知らなかった」では済まされません。

自立した市民とは

夕張の人が特別ひどかったのは事実ですが、私は他の日本人にも多かれ少なかれ、同じようなところがあると考えています。

ある日外来でこんなことがありました。品の良い高齢の女性が、涙ながらに訴えます。「破綻前は子供たちに本の読み聞かせをやっていたのですが、財政破綻で図書館が閉鎖されてしまったので、それも出来なくなってしまいました」

いかがでしょうか。このような話を聞くと、おそらく多くの方が「彼女こそは〝破綻の犠牲者〟として扱ってもいいのでは」と思うのではないでしょうか。

しかし、私は彼女の話を聞いても全く同情できませんでした。

「本当に読み聞かせをやりたいのでしたら、図書館が無くても出来るんじゃないですか。どうして、場所を探してやろうとしないのですか。あなたたちはそうやって何でも人任せにしてきて、自分たちでやらなかったから破綻したのではないですか。日本には夕張のような立派な図書館を持っていない地域の方が多いですよ。周囲と比べて自分たちが恵まれていると思いませんでしたか。ぜひ他の町に住んでいる人に聞いてみてください」と私は彼女に言いました。

その後、彼女は自ら読み聞かせのボランティアグループを立ち上げ、今でも市内の集会所や小学校で子供たちに本を読み聞かせる活動を続けています。これが自立した市民の姿というものだと思います。予算がないので本を買うことはできないようですが、寄贈図書が増えたおかげで、図書館があった時代よりもかえって新刊本が増えたという話です。

地域を守るのは、その地域に住む住民が自らの手でやるべきことだと思います。人任せにしている限り、自立した住民とは言えません。それが出来ない地域は、潰れていくしかないと私は考えています。長い歴史の流れの中で見れば、活力のなくなった集落や町が消えていくのは、ごく当たり前に繰り返されてきたことのはずです。よく限界集落（過疎化・高齢化が進んで存続が困難になっている集落）の存在が問題になりますが、人口が減少し、社会構造も変わっているのだから、すべての集落を維持していくことなど不可能です。住民に自分たちの手で町を守ろうという覚悟のない地域は、潰れていくしかありません。

もちろん、人の手をまったく借りるななどと言うつもりはありません。現に余所者である私も、夕張の再建に首を突っ込んでいるわけですから。でも、私は自分自身が再建に最後までかかわる気はありません。私がやるのは、再建のきっかけを作り、再建のための人材を育てるところまで。あとは夕張の住民が自らやらなければ意味がないと思っています。

だから、患者さんに「先生、この町にずっと居て下さいね」と言われたりすると、私は「嫌です。僕は夕張の人間ではないですから。もし私にずっと住んで欲しいのでしたら、私にそう思わせるような町を住民の皆さんで作って下さい」と返事をします。

せっかく私に好意を寄せてくださる市民の方にこんなことを言うのは申し訳ない気もしますが、夕張の市民が本当に自立するためには必要なことだと思っています。それに、私のような激しい性格の人間は、変革が必要な場所でこそ利用価値があるのです。特に問題もなくやっていけるようになった場所では傍迷惑な存在になるだけですから、その時が来たら「老兵は去るのみ」です。

代々土地を耕し守ってきた農村文化の町と、炭鉱町や漁村のように一攫千金を狙ってきた町とでは、歴史も気質も違います。そのことは農村や漁村、炭鉱町で暮らしてきた私にはよくわかります。少しは余所者がいた方が風通しが良いと思いますが、やはり地元の人間が中心になって地域を支えていくべきです。

皆さんは、自分たちの地域に愛着を持っていますか？　自分たちの地域の良いところをいくつ外の人に説明できますか？　自分たちの地域のために考えて行動していますか？　その地域で生まれ育つ次の世代のために行動していますか？

ぜひこの機会に自問してみてください。

第3章　「戦う医療」から、「ささえる医療」へ

1．高齢者医療は「死」を前提に組み立てよ

人は必ず死ぬ

たしか夕張医療センターが開業して3年目のことだったと記憶しています。永森克志医師が「ささえる医療」という言葉を使い出しました。

永森医師は慈恵医大の出身で、あの長野県の佐久総合病院で研修を受けた経験を持っています。一度は東京へ戻り皮膚科の専門医となったものの、その後、テレビで夕張市立診療所のことを知り、地域医療の現場へ舞い戻ってきました。彼が以前ブログに書いた文章を一部引用してみます。

自然がなくなり、さらには病院ができ、
生老病死が病院などの建物で行われ、
生老病死が家庭や生活から排除されてしまった問題は根深い。
だからこそ、死の教育が大事になっていくと思う。
私たちは、今、自分の生死に対して、
教育をうける機会がいったいどれくらいあるのだろうか?
「医療」が「人の生き死に」に及ばない事は昔から決まっているのに、
人間は、自己の見解を頼みとして「病気と戦うこと」におぼれこんでいる。

はっきりいおう。
地域では戦う医療はいらない。
ささえる医療が必要だ。
これを明確化すれば、
ささえる医療と福祉。

そして戦う場所に向かうためのインフラ整備と、
やることもはっきりするのではないか。

そして、生老病死が家庭や地域に戻り、
かねもちからこころもちの地域、国になるのではないかな。

いかがでしょうか。

高齢患者のご家族と話していると、「この人は『病院へ行けば人は死なない』と勘違いしているのではないか？」と本気で心配になることがあります。もちろん頭では「人は必ず死ぬ」ということはわかっているのでしょうが、それを身近なものとして感じていない、現実として受け入れる心の準備ができていないと感じます。

昔は人が自宅で死ぬのは当たり前でした。ところが、1976年に初めて病院死の数が在宅死を上回り、今では8割以上の人が病院で亡くなるようになりました。とくに核家族率が高く、病院で亡くなる割合も日本一の北海道では、死を身近なものとして意識する機会が少なくなっています。学校でも「命を大切にしよう」とは教えますが、「死」

については教えません。わざわざ学校で子どもに「死」を教える必要があるかという議論は別として、「人は必ず死ぬ」という意識をしっかり持つことは、これからの日本の医療にとって大切なことだと思います。

「人は必ず死ぬのだから、そこから逆算してどう生きるべきかを考える」ことを私は死生観のパラダイムシフトと表現しています。これからの高齢者医療の仕組みは、そのような考え方で作っていく必要があると私は考えています。

「戦う医療」の限界

日本では高度先端医療や専門医療のような「病気と戦う医療」が主流です。医学生の多くが当たり前のように専門医を志向しており、家庭医や地域医療を目指すと言う人は「ちょっと変わり者」という目で見られます。

高度成長期の日本は高齢化率も低く、病気の多くが感染症でしたから、医療が戦って勝てることも多かったと思います。しかし、さすがにここまで高齢化が進むと、戦う相手が寿命になってきます。病気と障害の区別もつきにくくなり、高度先端医療で全てが解決すると考えるのは無理があります。

高齢者に戦う医療を強いるのは、下手をすると、こんなイメージになります。高齢者に最新鋭の武器を与えて、「頑張って」と戦場に送り込みます。家族も医師も安全な外からそれを眺めています。戦場に一度出されると「俺は戦争に反対だ！」と叫んでも誰も聞いてくれません。武器の使い方もろくに分からない高齢者は、周囲に言われるままに戦い続け、苦しみながら亡くなります。

もちろん家族や医療者に悪気はありません。法律的にも正しいことを精一杯やっているだけです。しかし、どうあがいても絶対に避けることの出来ない死を「敗北」と捉え、高齢者を戦いの最前線に立たせて、自分たちはその苦しみを負担しないというのは、どうにも始末が悪い話です。

これに対して我々が目指している「ささえる医療」は、高齢者は厳しい戦場に出さず後方支援に回して、家族や医師も一緒にそれを手伝うようなイメージです。戦う医療の医者から見ると「諦《あきら》めの医療」に映るかもしれませんが、それは違います。「残りの人生を少しでも充実したものにすること」を諦めないで支えていく医療だと考えています。

もちろん「戦う医療は必要ない」などと言うつもりはありません。戦う医療も必要なのですが、それはあくまでも若い世代や治る可能性の高い人たち、医療によってＱＯＬ

（生活の質）の向上が見込まれる人たちが対象だと思います。

その線をどこで引けばいいかという問題に正解などないでしょうし、その結果は運にも左右されるでしょう。しかし、それを受け入れた上で判断するのがリスク・マネジメントです。患者や家族とのコミュニケーションをしっかり取りつつ、医師がプロとして判断していくしかありません。

「胃ろう」は是か非か

たとえば、最近学会でよく議論されるテーマのひとつに「胃ろう」（お腹に穴を開けて管を通し、胃に直接栄養を流し込む処置）の問題があります。以前は全身麻酔を要する大手術が必要でしたが、90年代後半に胃カメラを使った「経皮内視鏡的胃ろう造設術（PEG）」という技術が普及し、誰でも簡単に胃ろうを造れるようになりました。その結果、胃ろうの施術数が増えました。

胃ろうに熱心なのは日本医療の特徴で、欧州ではこのような延命治療はエビデンス（科学的根拠）がない、あるいは人間の尊厳を損ねるとの理由で、今ではほとんど行われていません。たとえば北欧では、高齢患者が自力で食べられるように調理した食事を出して、それでも本人が食べようとしなければ、それ以上無理して食べさせることはしないそうです。

ところが、個人の尊厳より組織の都合が優先されがちな日本では、胃ろうは増える一方でした。なにしろ、胃ろうの手術はリスクも少なく簡単なので、病院にとっては良い収入源です。食事のケアも手間がかからなくなるので、看護師や介護職、家族にとっても好都合となります。

そんな中、２０１０年に石飛幸三医師が『「平穏死」のすすめ』（講談社）という本の中で、「管で栄養をやらなかったから死ぬのではなくて、寿命で死ぬから食べられなくなっただけ」と安易な胃ろう処置を批判し、大きな話題を呼びました。それ以降、高齢患者への胃ろうを批判するメディアもだいぶ増えてきましたが、それでも未《いま》だに30〜40万人が胃ろうをしていると推計されています。

２０１１年の日本老年医学会では、東京大学グローバルＣＯＥの会田薫子氏が次のような調査研究を発表しています。学会に所属する医師に「終末期を迎えた85歳のアルツハイマーの患者が栄養の経口摂取が不可能になったらどうするか（ただし家族の意向は不明とする）」というアンケートを取ったところ、21％が「胃ろうをつける」、13％が

「経鼻経管（鼻から胃にチューブを通し栄養を入れる）をする」と答えたというのです。また、人工的な栄養水分補給を差し控えることは、「餓死させることと同じ」「法的な責任を問われる恐れがある」「マスコミが騒ぐだろう」と考えている医師がそれぞれ4割程度いたそうです。

現場の医師もＱＯＬの向上につながらないとわかっていながら、事なかれ主義で胃ろうを続けているケースが多いのでは、と推察されます。

家族との話し合い

夕張医療センターでは、もう胃ろうはほとんどしていません。

この5年間で新たに胃ろうを入れたのは1人だけです。ちなみにその方は入院患者ではなく、在宅の方です。身内の方から「自宅で介護したいが、一人では食事介助が出来ないので入れて欲しい」との希望があり、詳しく話を聞いた結果、たしかにその方が患者の生活の質が上がるだろうと判断して入れました。

それ以外のケースでは、家族と事前に話し合って胃ろうをしないという選択をしています。患者の食事の飲み込みが悪くなってくると、私は必ず事前に家族と話をします。

そして、「ご自身でしたら、どうしたいですか？」と息子さんや娘さんに聞きます。そうすると90％以上の家族は「私だったら胃ろうなんて嫌です。治る可能性が高いなら仕方がないですが、そうでないのなら、そこまでして延命して欲しくはありません」と答えます。

それでも中には「命にかかわるから、胃ろうをして欲しい」という人もいます。その場合でも、「私は医師として胃ろうの処置をしないことを不作為だと考えていません。ご本人が望んでいるのはそんなことではなく、残されている大切な時間を安らかに過ごすことではないですか？　この先、何年も生き続けられるわけではないですから、どうかご本人のケアを病院任せにせず、ご家族にも参加して欲しい。われわれも全力でサポートしますから」とお願いします。するとほとんどの家族が納得してくれます。

先日、食事が採れなくなってきた高齢の女性患者の娘さんに、「胃ろうはどうしましょうか？」とお訊ねしたところ、「えっ、胃ろうってしなくてもいいんですか？」と驚かれました。以前に他の病院で父親を亡くした際、担当医から「胃ろうをしないのは、餓死させることと同じです」と強く言われ、仕方なく胃ろうの造設に同意したことがあったそうです。その時の父親の辛そうな姿が目に焼きついていて、母親がだんだん食事を取れなくなってくるにつれ、娘さんは「また母親に胃ろうをしなければならないのか」とひどく辛い気持ちになっていたそうです。胃ろうをしなくてもいいとわかり、娘さんは涙を流していました。

胃ろうの是非については、人それぞれ考え方があると思います。しかし、たとえ「胃ろうによる延命処置を行うべき」と固く信じているとしても、この担当医のように半ば脅すような形で親族の同意を得ることは許されないと思います。

口腔ケアの知られざる効果

もちろん、飲み込む力が弱くなってきた高齢者に対し、何もするなというわけではありません。夕張医療センターでは、氷をなめたりといった嚥下《えんげ》トレーニングはもちろん、歯科医や歯科衛生士による口腔《こうくう》ケアに力を入れています。

口腔ケアは、夕張医療センターの予防医療のキーポイントですので、少し説明します。

高齢者の歯や口内のメンテナンスをしっかりすれば、食べ物をよく噛んで飲み込む力が維持できるだけではなく、さまざまな病気を予防することにもつながります。近年の研究では、歯と歯茎の間に歯垢《プラーク》がたまって口内の黴菌《ばいきん》が増えると、誤嚥《ごえん》性《せい》肺炎を起こしやすくなることがわかっています。また成人の８割にみられる歯周病が、脳卒中、心筋梗塞、糖尿病、認知症などの多くの病気のリスクファクターになっていることも明らかになってきました。それこそ、口の中が汚いというだけで、寿命が縮むと言っても過言ではないのです。

私が夕張にやって来た頃は、まだそのようなことはあまり知られておらず、口腔ケアは「たかが歯磨き」ぐらいに思われていました。ところが、夕張市立総合病院のベテラン歯科医だった八田政浩先生は、早くから口腔ケアによる予防医療に注目していた研究者の一人だったのです。

他の医師が逃げるように去っていく中、八田先生だけは「僕はここに残って、口腔ケアによる予防医療を広げていきたい」と言ってくれました。八田先生から口腔ケアの詳しい説明を聞いた私は、すぐに先生の再雇用を決め、高齢者の口腔ケアを実践してもらうことにしました。

効果はすぐに現れ始めました。まず糖尿病患者の血糖値に改善傾向が見られるようになりました。歯茎に炎症が起こるとインスリンの働きが悪くなり糖尿病に悪い影響が出るという説がありましたが、そのことが八田先生の臨床で実証された形です。

また、誤嚥性肺炎も大きく減りました。肺炎球菌ワクチンと併せて口腔ケアを実施したことにより、この5年間で夕張市の肺炎は40%も減少しました。これで夕張老健だけで年間200万円から250万円も医療費が削減できたことになります。

八田先生は夕張での予防成果を論文にまとめて学会で発表し、大きな反響を呼びました。論文では、夕張で行っている口腔ケアを全国規模でやれば、年間400億円の医療費削減につながると推計しています。

「口腔ケアぐらい、うちでもやっている」とおっしゃる医療関係者もいると思いますが、失礼ながら、ほとんどの場合ただの歯磨きレベルで終わっています。病気のもとになる歯垢を確実に落とすためには、やはりプロである歯科医や歯科衛生士が入って本格的に取り組む必要があります。治療に比べたら経費も掛かりませんし、地域の歯科医と連携をすればどこでも可能なことです。

胃ろうにお金と労力を費やすぐらいなら、口腔ケアと嚥下トレーニングに励んだ方が、よほど患者の健康と長寿に貢献することが出来ると私は考えています。

リスクと向き合う

もちろん、いくら口腔ケアと嚥下トレーニングをしても、病気や誤嚥のリスクをゼロには出来ません。実際、夕張でも誤嚥性肺炎などが発生しています。

ここで考えておきたいのが、安全な施設とはどんなところか、ということです。もし安全=事故がないことを第一に考えるなら、入所者をベッドに縛りつけておくか、薬で眠らせておくのがもっとも確実です。栄養も管から与えるのが、誤嚥事故も起こらなくて良いということになります。

しかし、老後に自分がそんなことをされたいと思う人がいるのでしょうか。事故がないことが患者の尊厳を守ることなのでしょうか。「私は責任を取りたくない」という、家族や医療者の勝手な都合だとしか私には思えません。

歳を取ったからこそやりたいことがあり、病気になったからこそ元気な時に出来た普通のことがしたいものではないでしょうか。スーパーで買い物をしたり、「しまむら」で服を選んだり、喫茶店でお茶を飲んだり、ホールでパチンコを打ったり。そして何より身内と会うことが楽しみだという方が多いと思います（もちろん、そうでない方もいると思いますが、ここでは一般論として聞いて下さい）。

それなのに、高齢者の世話をすべて医療にお任せにしていいのでしょうか。私は高齢者がなるべく普段どおりの生活を送れるようなケアを心がけていきたいと考えています し、家族にもできる限りケアに参加していただきたいと考えています。

もちろん高齢者の行動にはリスクが伴いますから、たとえば自宅で高齢患者の面倒をみろと言われたら、身内の方も不安を感じると思います。よく家族の方からも「何かあったらどうするんだ?」と言われますが、そんな時、私はこう答えます。

「必ず何かあります。あなたのお父さんはたぶんあなたより先に亡くなります」

多くの方が、その言葉から何かを感じ取ってくださるように思います。

それでも、たまに「何かあったらどうするんだ?　誰が責任を取るんだ?」と言い募る方もいます。そういう時、「その時は私が責任を取ります」と答えてしまうこともあります。「なんて無責任な……」と思う方もいるかも知れませんが、本当は親を自宅で過ごさせてあげたいのに不安や重圧のあまりどうしても踏切れない——そんな家族の方には、そう答えてあげることも医者の役目なのかなと考えています。

患者の面倒を家族に見ていただく場合、われわれ医療関係者が全力でサポートしますが、それでも残念ながら事故は起こります。寿命が迫っている高齢者の場合、どこでケアをしようが、誰がケアをしようが、ある程度の確率で事故は起きてしまうものです。

その時は「プロのサポートがあった上で、何かが起こっても仕方がない」と思っていただくしかないと思います。事故が起こることを恐れて、リスクを回避する選択ばかりしていると、残り少ない大切な時間をつまらないものにしてしまいます。自らの責任回避を優先して、患者のやれないことを増やしていくのが良いことなのでしょうか？ ぜひ自分の身に置き換えて考えて欲しいと思います。

カリフォルニアの親戚

最近、私の周りの医療関係者の間で、「カリフォルニアの親戚」という言葉が流行っています。これはアメリカで感染症の専門医となり、現在は神戸大学病院で活躍している岩田健太郎先生のブログにあった言葉ですが、私なりに解釈すると、普段は遠く離れたところに住んでいて、年老いた親の面倒は一切看ないし、「忙しい」と言ってろくに見舞いにも来なかったくせに、いよいよ容態が危なくなった段階で突然出て来て、「聞いていない！」「説明しろ！」「しかるべき医療機関に移して出来るだけの医療を！」などと大声で騒ぎ立てる「自称親思い」の人を指しています。

自分の親不孝の負い目を医療者に向ける、あるいは親戚の前で体面を取り繕《つくろ》うために医療者を攻撃するこの手の家族は、医療崩壊の一番の担い手です。北海道は核家族化率が高いという背景もあり、この手の家族が多くて本当に苦労しています。

本人は人生の最期を愛着のある地元で迎えたいと思っているのに、カリフォルニアの親戚が出てくると、突然縁もゆかりもない都会の大病院に連れて行かれ、延命のために大量の管につながれてスパゲッティのようにされ、不本意な死を迎えることになります。

医療は目的ではなく手段です。医療を目的にしてしまうと、健康も幸せも手に入らなくなります。なぜなら多くの医師にとって、仕事とは「病気を探して治す」ことであり、「人生を幸せにする」のは仕事の範囲外だからです。

「人は必ず死ぬ」という前提がないと、本人も周囲の人間も、生きている今の時間を大切にしようという発想が出来なくなり、幸せが遠のいていきます。

もちろん誰しも自分や身内が死ぬことなんて考えたくもないし、できれば死に蓋をして生きていたいと思います。それでも、やはり普段から「いつまで生きたいのか？」「それまでに何をしたいのか？」「そのために何をするべきか？」を考えておくことが必要だと思います。

日本は世界一高齢化した国なのですから、そろそろ「良く生き、良く死んでいく」ことを真剣に考えて、そのための社会を作っていかなければなりません。
そのためのキーワードが「ささえる医療」であると私たちは考えています。

2．医療を超えた「ケア」を実践せよ

「ささえる医療」とは

「ささえる医療」とは、高度先端医療や専門医療のような「病気と戦う医療」に対する概念です。

一言で言えば、「キュアよりもケア」。高齢化が進んだ地域では、医師中心のキュアよりも看護師中心のケアの比重を高め、住民それぞれの生活の質や生き甲斐を充実させていくことを重視すべきという考え方です。

具体的には、財政規模が小さい自治体は予防医療や在宅医療などを中心に提供し、高度先端医療などは近隣の比較的大規模な自治体に委ねるようにします。そして、医者が一方的に医療を提供するのではなく、看護師・介護職・保健師が中心となって、地元住民の参加を促しながら「健康づくり」を進めていくイメージです。

ここで重要なのが、単に健康と福祉を目的とするのではなく、さまざまな職業に従事する地域住民を巻き込んで、「町づくり」とリンクさせながら生活の質や生き甲斐を追求していくということです。

たとえば夕張では、観光客を呼び込むため、地元のリゾート会社と手を組んで「スギ花粉〝避難〟ツアー」という医療ツアーを企画しました。夕張にはスギの木がないので、内地で花粉症に苦しんでいる人を呼びこんで、地元の温泉付ホテルに滞在してもらおうというプランです。ツアー参加者にはまず私が問診や血液検査を行い、それから免疫学専門の北海道大学教授による花粉症対策の講座を聴いてもらいます。観光施設を回って運動してもらった後は、地元の高齢者の方々が作った整腸作用のある長芋やヨーグルトなどを食べてもらい、体質改善を促します。その上で、最終日にもう一度問診と血液検査を受けてもらうという趣向です。

「メタボビートキャンプ・イン・夕張」というツアーを企画したこともありました。これはメタボリック症候群が気になる人を対象とした2泊3日の健康ツアーです。まず私が問診と血液検査を実施し、生活習慣の個別指導を行います。そして、元炭鉱夫がインストラクターを務める石炭の露天掘り体験でたっぷり汗をかいてもらい、自分たちで掘った石炭を燃料に料理を作ります。夜はカロリーオフのビールで乾杯して、管理栄養士が考案した低カロリー料理を食べてもらいます。食後の「健康講話」では、ラード（豚脂）の大きな塊1キロを用意して「20歳のときから体重が10キロ増えた人は、これの10倍の脂肪が体についたことになります」などと話したら、大反響でした。

こんな感じで、それほど大掛かりなものでなくていいので、医療関係者と地元住民がお互いに支え合いながら、健康づくりと町づくりを同時に行っていけるような仕組みを作っていきたいと考えています。

そのために、私は「支える医療研究所」という組織を、株式会社とNPO法人でそれぞれ作りました。これは、医療法人ではなかなか出来ない経済的活動をしたり、研究や活動内容を活字にしたり、人材派遣や講演などをやりやすくするためです。たとえば、東日本大震災の被災地や医療過疎地域への支援、年間100人を超える医療関係者の研修受け入れなどは、すべてNPO法人の活動として行っています。

老健と在宅医療

「キュアよりもケア」について、もう少し説明しておきましょう。

夕張医療センターでは、医師によるキュアを行う診療所ではなく、併設されている介護老人保健施設の方をメインと考えています。いわゆる「老健」と呼ばれるもので、老人病院と老人ホームの中間的な施設です。医師による医学的管理の下、看護師や介護職によるケアはもとより、作業療法士や理学療法士などによるリハビリテーションや、栄養管理、食事、入浴などの日常サービスを提供しています。

ここで重要なのは、老健は長期療養型施設ではなく、あくまでもリハビリや食事療法によって入所者の元気を取り戻し、自宅で生活できるようにする施設であるということです。いわゆる「社会的入院」を受け入れれば収益面では潤うかもしれませんが、老健は社会的入院の受け皿施設ではありません。たとえば「重度の介護を要する状態」の要介護度4の人が入所すれば、何とか「部分的な介護を要する状態」の要介護度1レベルまで回復させて、自宅で生活を送れるようにするのが理想です。

また、夕張医療センターでは、3年前から本格的に在宅医療を始めました。当初は在宅療養という選択肢がほとんどなかった夕張ですが、今では100軒を超えるお宅にお邪魔しています。

在宅というと「病院のような医療が受けられない」「事故が起きたらどうする」とい

う言葉をよく聞きます。しかし、実際は病院で行う医療はほとんど自宅でも出来ますし、高齢者の方の場合、事故は病院にいようが自宅にいようが起きてしまうときは起きてしまうものです。

いざという時のために病院が24時間体制で対応できる仕組みを整え、医師や看護師が頻繁に自宅に訪問したり、歯科医、薬剤師、リハビリスタッフ等のチームで支えていく体制で臨むと、本人や家族の安心感を増やしていくことができます。

また、自宅で患者の容態が急変したときに備えて、「命のバトン」というものを作りました。これは診療所の事務方を務めていた須藤義《ただし》さんが発案したもので、いざ救急車で搬送するとなった際に役立つ救急医療情報（基礎疾患や服薬情報、かかりつけ医療機関名、緊急連絡先など）をまとめてバトン状の容器にしまっておくシステムです。肝心のバトンがどこにあるかわからないと困るので、必ず冷蔵庫にしまっておくというルールにしました。いざという時に、簞笥《たんす》や金庫などよりも冷蔵庫の方が第三者にわかりやすいのです。この「命のバトン」は評判となり、今では他の地域にも広がっています。

在宅の驚くべき効果

そもそも病院という場所は、生活の場としては最悪です。多くの場合、カーテン1枚で仕切られた狭い空間で、お世辞にも美味しいとは言えない食事が不自然な時間に出てきて、つねに他の人に遠慮しながら過ごさなければなりません。

治る保証があって、一時期だけ我慢して病院で過ごすというなら良いでしょう。しかし、治る可能性が低いのに、ストレスが多い生活を長期間強いることは、医療的な観点から考えてもマイナスです。たまに「病院という魔法の箱に入れてしまえば障害も治る」と勘違いしているような方もいますが、高齢者の場合、一度生じた障害がきれいに治ることはほとんどありません。

特に高齢者が入院すると、慣れない環境で安静を強いられるので、身体機能が落ちてしまったり、認知症が進んだりしてしまいます。病気や怪我は治ったのに、筋力や気力が落ちて寝たきりになってしまい、結局自宅に戻れなくなってしまうなんてこともよくあります。

生活環境という点では、在宅は病院より遥かに優れています。実際、診察をしていても、住み慣れた家で、家族と過ごすことが、精神的にも肉体的にも患者に良い影響を及ぼしていることを実感します。

先日も、血液の病気を抱えた80代の男性が、札幌の専門医から「高齢でもう治療も出来ないので、地元の先生に診てもらって下さい」という紹介状を持たされて夕張にやって来ました。食事も充分に摂れなくなり、本人はすっかり元気も自信も失っていました。

連れて来たご家族の第一声は、「とにかく入院させて元気にして欲しい」でした。しかし、私は「入院しても元気になる可能性は低いと思います。そのまま家に帰れなくなる可能性も高いので、住み慣れた自宅で療養してみては？」と在宅療養を勧めました。自宅に往診に伺い点滴などをして対応していたら、食欲も戻り、随分元気になりました。

末期癌の90代の女性は、入院中は精神的にも肉体的にも弱っていく一方でした。この女性は、ご家族の強い希望で自宅に戻ったのですが、その途端に食欲が戻り、点滴も不要になり、随分元気になっています。

また、在宅といっても、家に引きこもっていればそれで良いというものではありません。以前、こんなことがありました。むかし飲み屋の女将《おかみ》をやっていた人が、老人ホームで肋骨を折ってしまい、要介護５の寝たきり生活となり、認知症も進んでしまいました。とうとう家族が「最後は自宅で迎えさせてやりたい」と申し出て、私が在宅で診ることになりました。

家族の方から、むかしはパチンコが大好きで毎日打っていたという話を聞いたので、ある日、何の気なしに「パチンコに行ってみたい？」と声をかけてみました。すると、普段はほとんど会話が成り立たなかったのに、はっきり「うん」と返事をしたのでびっくりしました。

そこで、何とかもう一度彼女にパチンコを打たせてあげたいと思って、パチンコホールの店長と交渉し、車椅子に乗せて連れて行きました。実際に玉を打てるかどうか不安だったのですが、店に入るとみるみる生気を取り戻し、集まっていただいたパチンコ仲間に囲まれて、笑みを浮かべながらパチンコを打っていました。本人が好きな場所で好きなことをすること、自分が自分であることを取り戻せる場所が、いかに人間にとって重要なのかを改めて思い知りました。

もちろん在宅医療がすべて良いというわけではないのですが、北海道のように在宅医療という選択肢がほとんどない文化も問題です。在宅を始めるとき、最初はスタッフからも「そんなのは医療じゃないし、経営的にもやっていけるわけがない」と猛反対されました。じつは私もはっきりとした成算があったわけではないのですが、今では立派に黒字部門になっています。やってみるとその良さも理解できるようになり、3年たってみると、もはや在宅医療は夕張の文化になりつつあるように感じます。

コミュニケーションが大事

さて、本書ではいろいろ厳しい物言いを繰り返してきましたし、テレビなどでも私が患者を怒鳴っているシーンが強調されがちなので、読者の中には私のことを「誰彼構わず喧嘩を売り歩いている凶暴な男」と思っている人がいるかも知れません。

一応弁明させていただくと、私はウォンツばかり言ってくる患者にとても厳しいのは確かですが、きちんと常識をわきまえている患者に対しては、むしろかなり親切に接している方だと思います。夕張の住民とも、当初かなり剣呑《けんのん》な雰囲気になったのは確かですが、月日が過ぎるとともに徐々に私の考えを理解してもらえるようになり、おかげさまで多くの利用者に恵まれ、これまで黒字経営でやって来られました。

私のような激しい性格の人間でも、それなりに地域住民との関係が築けている理由は、瀬棚町のところでも書きましたが、とにかくコミュニケーションを重視しているからだと思います。実際、「ささえる医療」を実現していくためには、何よりも地域住民としっかりコミュニケーションを取ることが重要です。

たとえば診察のときは、病気の話をするだけでなく、世間話をすることが大事です。患者の出身地や家族構成はもちろん、どんな仕事をしてきて、どのような人間関係があり、どんな価値観を持っているかなどを知っておくことは、患者の病歴を把握することと同じぐらい重要です。そこがわかっていないと、いざという時に、入院を勧めた方がいいのか、在宅を勧めた方がいいのかなどの重要な判断が出来ません。普段から患者や家族とコミュニケーションを取っていればこそ、どこまで延命治療をするかなどの難しい判断を、わだかまりが残らないような形でやっていけるのだと思います。

今では患者さんの出身地、誕生日、職業などはほとんど頭に入っています。そして、元教師だった患者さんは必ず「先生」と呼び、むかし看護師をされていた方は「先輩」と呼ぶなど、その人の生きてきた「物語」を大切に扱うようにしています。じつはこのようなコミュニケーション術は、学生時代にすすきのでアルバイトをしていた時に、店のホステスさんに教えられたものです。人生、どんな経験も思わぬ役に立つものです。

夕張で診察を始めてしばらくしてから、健康意識が高い高齢者の方々に声をかけて、「ＰＰＫの会」という患者会を結成することにしました。「ＰＰＫ」というのは「ピンピンコロリ」（ピンピンと元気に生きて、寿命を迎えたらコロリと苦しまずに死ぬ）の略で、あの長野県の佐久市から広まった言葉です。

寝たきりにならずに90歳を迎えた会員の方には、「元気に長生きしてくれてありがとう」と書いた表彰状を渡し、誕生日になるとプレゼントを持って病院の職員がお祝いに駆けつけます。表彰状やプレゼントは地元の文房具屋や商店に提供してもらうなど、地域が一体となって「ＰＰＫの会」を支えています。

たったそれだけのことですが、会員の方は地域の住民たちとの絆を感じ、さらには自分が地域住民の健康モデルになっているという誇りも感じることができるので、みんな「生きていることに充実感を感じる」と言って下さいます。

3．行政への「丸投げ」は卒業せよ

厚生労働省の医療行政

実はここまでに述べてきた「キュアからケアへ」という方向性は、国が推奨しているものでもあります。次頁の図は厚生労働省が描いている今後の高齢化社会への対応策の

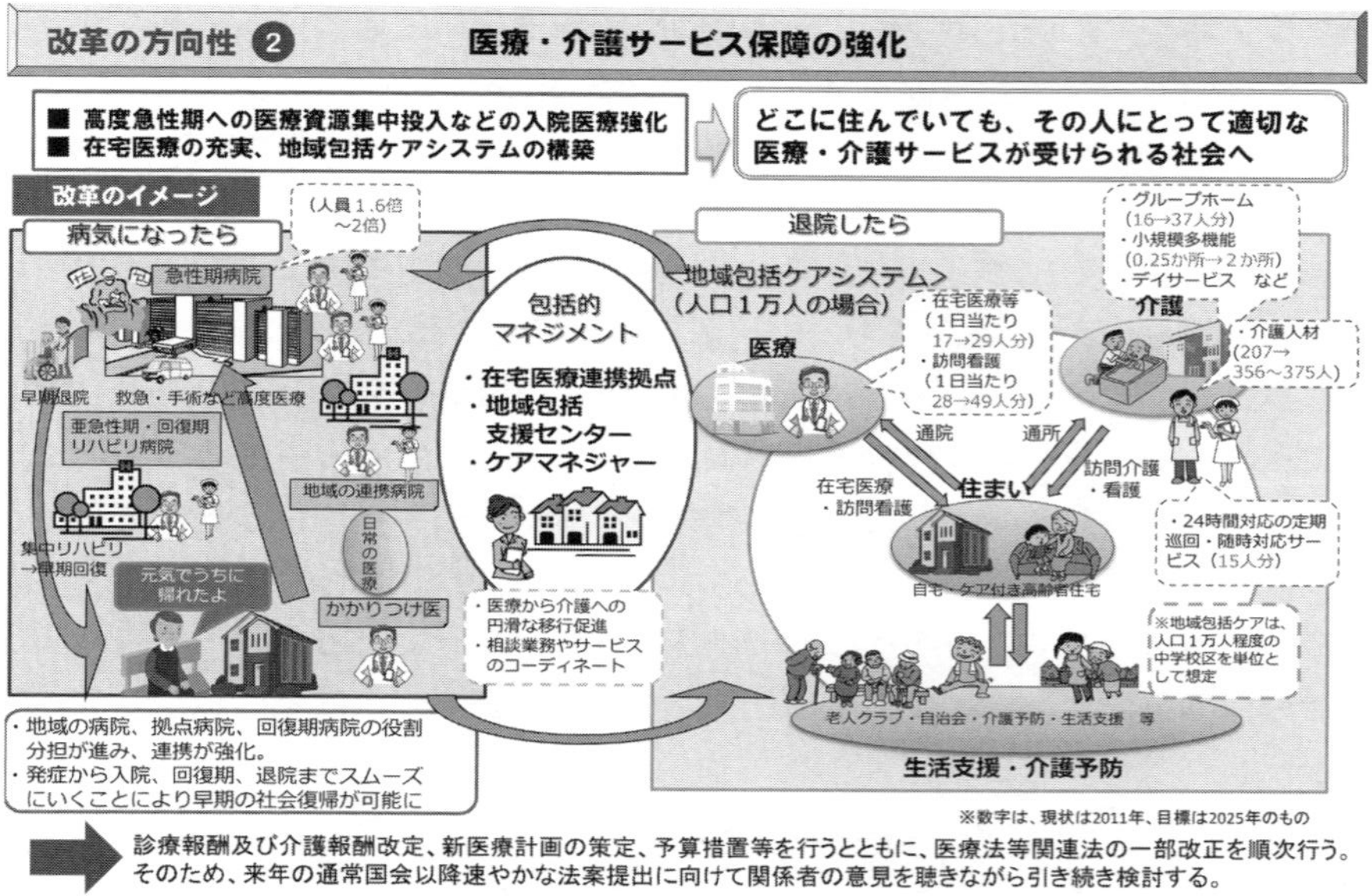

改革の方向性 2
医療・介護サービス保障の強化
■ 高度急性期への医療資源集中投入などの入院医療強化
■ 在宅医療の充実、地域包括ケアシステムの構築
どこに住んでいても、その人にとって適切な医療・介護サービスが受けられる社会へ
改革のイメージ
病気になったら
（人員1.6倍～2倍）
急性期病院
早期退院
救急・手術など高度医療
亜急性期・回復期リハビリ病院
地域の連携病院
日常の医療
かかりつけ医
集中リハビリ→早期回復
元気でうちに帰れたよ
・地域の病院、拠点病院、回復期病院の役割分担が進み、連携が強化。
・発症から入院、回復期、退院までスムーズにいくことにより早期の社会復帰が可能に
包括的マネジメント
・在宅医療連携拠点
・地域包括支援センター
・ケアマネジャー
・医療から介護への円滑な移行促進
・相談業務やサービスのコーディネート
退院したら
<地域包括ケアシステム>
（人口１万人の場合）
医療
・在宅医療等（1日当たり17→29人分）
・訪問看護（1日当たり28→49人分）
介護
・グループホーム（16→37人分）
・小規模多機能（0.25か所→2か所）
・デイサービス　など
・介護人材（207→356～375人）
通院
通所
在宅医療・訪問看護
訪問介護・看護
住まい
自宅・ケア付き高齢者住宅
・24時間対応の定期巡回・随時対応サービス（15人分）
※地域包括ケアは、人口１万人程度の中学校区を単位として想定
老人クラブ・自治会・介護予防・生活支援　等
生活支援・介護予防
※数字は、現状は2011年、目標は2025年のもの
診療報酬及び介護報酬改定、新医療計画の策定、予算措置等を行うとともに、医療法等関連法の一部改正を順次行う。そのため、来年の通常国会以降速やかな法案提出に向けて関係者の意見を聴きながら引き続き検討する。

イメージです。

病気になったら急性期医療で対応し、急性期が過ぎたらリハビリ病院で対応し、退院したら住み慣れた地元の地域包括システムでケアしていく、といった図になっています。まさにわれわれが考えている「戦う医療」と「ささえる医療」の使い分けです。

私が行政と喧嘩ばかりしているような印象を持たれた読者もいるでしょうが、意外なことに、厚労省の方針を現場でもっとも具現化しているうちの一人なのです。予防医療をやりましょう、在宅医療を推進しましょう、地域包括ケアをやりましょう、予防・介護をやりましょうと、私は厚労省とほとんど同じ考えですから。周りの仕事仲間からも、よく「村上先生は厚労省の回し者」と茶化されるぐらいです。

多くの皆さんは「厚生労働省＝悪」と思い込んでいるかも知れません。もちろん、厚労省には多くの欠点があり、中には公僕としての矜持《きょうじ》を見失った不届者もいます。しかし、総体としての厚労省が、医療の将来に危機感を抱き、キュアからケアへシフトしなければならないと真剣に考えていることは、認めてあげても良いように思います。

悪名高い「後期高齢者医療制度」にしても、日本の医療をキュアからケアへシフトさせていく一環だと私は前向きに評価しています。２００６年に法案が提出されたとき、多くの人が「年寄りに早く死ねというのか！」「現代のうば捨て山だ！」と感情的になって反論しましたが、それは違うと思います。この制度の根本にある考え方は、「年寄りは早く死ね」ではなく、「年寄りは若者より早く死ぬ」という当たり前のことです。いくら医療費を湯水のように使おうが、人間は年を取れば必ず死にます。何度も述べている通り、その現実を直視した上で、日本の医療の仕組みを作っていかなければならないと私は考えています。

しかし、いまだに一部の政治家やマスコミが「高齢者の命を軽んじている」などと一方的に厚労省を叩いて不安を煽《あお》っています。２０１２年5月にも、元厚生労働大臣の長妻昭衆議院議員が制度の完全廃止を迫る抜本改革案をまとめるなど、制度廃止の動きはやみません。

医療や福祉の現場でも、後期高齢者医療制度に反対している人が多くいます。たとえば、「現状ではケアの受け皿が１００％整っていない」という理由から反対している人たちがいますが、だからと言って制度を廃止してしまえば、ますますケアの整備が遅れてしまうだけです。来るべき超高齢社会に対応するためには待ったなしの状況なのに、「ケアの受け皿を１００％整えてから」などと言うのは、「高齢者の既得権益を守り、社会保障のツケは将来世代に回せばいい」と言っているようなものです。

新しいことをやろうとするとき、出来ない理由というのは本当にいくらでも出てきます。でも、「命を守る」という〝錦の御旗〟を掲げて何でも後回しにしていると、夕張の二の舞になりかねません。

制度は現場から変える

そもそも制度というものは、最初から１００％完璧なものである必要はありません。むしろ運用しながら問題点を明らかにしていき、段階的にブラッシュアップを図るべきものです。現行の介護保険制度などは、５年ごとに見直しをしていくことが、予《あらかじ》め法律で定められています。

そして、その制度の改良を担うべき主役は、役人ではなく、現場で働くわれわれ医療・福祉関係者です。何が住民のためになるのかを自分たちで考え、それを実行するモデルを自分たちで作りさえすれば、診療報酬の改定などの医療制度は後から付いてきます。

実際、夕張医療センターでの口腔ケアや在宅医療等の取り組みも、厚生労働省のヒアリング調査の対象となり、医療制度改革に取り入れられています。さらに「ささえる医療」という言葉が各種の公文書でも使われはじめています。

そこで、いま私は、介護保険制度が抱えている大きな矛盾点を、夕張の老健から変えていこうと考えています。

前にも書きましたが、介護保険には「寝たきりにならないように努力する」という義務が定められています。それにもかかわらず、現在の制度では、要介護度を下げれば下げるほど施設の収入が減ってしまうような仕組みになっています。要介護度4の人を要介護度1に回復させることが出来れば、本来は施設に入る収入が増えてしかるべきですが、実際は逆になっているのです。これでは、「リハビリをせずに寝たきりにさせておいた方が高収入が得られる」という逆インセンティブが働いてしまいかねません。とは言え、要介護度4の入所者のケアの方が手間もお金もかかるのは事実ですから、このような制度になってしまっているのも、仕方がない面もあります。

この矛盾を解決するためには、入所者の要介護度を下げていくにはどのくらいの時間と経費がかかるのか、何%の人が回復できるのかなど、さまざまなデータを積み上げて、どのような評価基準と報酬体系を導入する必要があるのか、具体的に示していくしかありません。現在、夕張の老健では要介護度を改善した事例を1人でも多く積み上げて、データとしてまとめていく努力をしています。

支える医療を実現していく上で大切なのは、問題解決をお上に丸投げにせず、自分たちの力で解決していこうという姿勢だと考えています。

病院死と在宅死

これからは病院で死ぬことは贅沢な時代になるでしょう。

なぜなら、このペースで高齢化が進んでいけば、病院が足りなくなるのは確実だからです。あと30年もしたら、年間に170万人ぐらい死ぬ社会がやってきますが、現在の病床数（一般病床＋療養病床）は120万床ぐらいしかなく、しかもその多くは治る見込みのある病人が優先的に使うことになるでしょう。

人口が減少し、経済成長も見込めない中、病院を大幅に増やすことは考えられませんから、今後は病院死は贅沢なことにならざるをえないのです。東京も例外ではありません。むしろこれから急激に高齢化が進む首都圏の方が、より深刻な病院不足に陥るはずです。

もともと病院は高齢者が死ぬための場所ではないので、私はそのことを特に問題だとは考えていません。むしろ以前から、病院で死ぬということは、基本的に最後まで延命処置を施されることが前提となりますから、平穏な死を迎えるのが難しくなってしまうと考えていました。

実際、ほとんど助かる見込みがないにもかかわらず、研修医の気管挿管や心肺蘇生の「練習台」にされてしまう高齢者の方も少なくありません。そうでなくても、臨終の際に、家族が長いあいだモニターで脈の動きをじっと見つめ続けている光景は、何とも言えないものがあります（経験者の方ならわかっていただけると思います）。個人的には病院で死ぬことをさほどお薦めする気にはなれません。

病院で延命処置を施され「非業《ひごう》の死」を遂げるより、むしろ住み慣れた部屋で静かに死んでいく方がいいという考え方があってもいいのではないでしょうか。私は在宅での看取りを何回も経験してきましたが、高齢者の方ばかりということもあり、いずれの方も安らかに息を引き取られています。家族の方も、最期まで自宅で面倒を看られたことにとても満足されているご様子でした。

たまに、「医師がいない時に自宅で死亡すると不審死とみなされ、解剖されてしまう」

と誤解している方がいますが、そんなことはありません。たしかに「24時間ルール」というものがあって、受診後24時間以上経過して死亡した場合は検死が必要とされていますが、たとえ24時間を超えていても、死因が明らかに継続的に診療中のものであると推測される場合については、かかりつけ医が死亡診断書を書けることになっているので、心配はいりません。

孤独死の問題

最近マスコミで「孤独死」の問題が取り上げられることが多くなってきました。たしかに、体調が悪くなっても誰にも訴えることができずに亡くなっていくようなケース、あるいは亡くなって数週間経っても誰にも気付いてもらえないようなケースは問題でしょう。

一方で、孤独死報道を見ていると、ちょっと違和感を覚えることもあります。たとえば、広辞苑第六版では孤独死を「看取る人もなく一人きりで死ぬこと」と定義していますが、たまに「社会問題としての孤独死」をこの字義通りに解釈して、「あってはならないこと」と勘違いしているような報道を目にすることがあります。しかし、それをすべて防ごうとすれば、「高齢者の一人暮らしは禁止せよ」なんて極論になりかねません。社会との繋がりを維持した生活を送る中で、「住み慣れた部屋でひとり静かに死んでいく」こと自体は必ずしも悪いこととは限らないのだから、そこは誤解を生まないように報じてほしいと思います。

しかも、孤独死報道の多くに、どこか行政や福祉の「怠慢」を責めるようなトーンがあるのも気になります。

2012年に東京・立川市の都営アパートの1室で、90代と60代の母娘が亡くなって、死後1ヶ月経って発見された事件がありました。その際、異変を知らせる民生委員の通報を市の高齢福祉課が5日間放置していたこともあり、行政の責任を問う報道が盛んになされました。中には、「市の職員は手分けして母子家庭と高齢者宅を回れ！」(日刊ゲンダイ2012年3月12日)とする報道さえありました。

また、2010年に北海道の釧路市で、訪問介護サービスを受けていた71歳の一人暮らしの男性が自宅で〝孤独死〟した事件がありました。死亡の前々日に介護事業者の職員が男性宅を訪れた際に本人から体調が悪化していることを聞き、翌日再訪したところ施錠され応答がなかったので不在と判断、その晩に介護事業者の報告を受けた包括支援センターの職員が電話しても誰も出なかったので、翌日に職員が警察官と一緒に男性宅に入ったところ、死亡しているのを発見したという次第です。遺族は「介護事業者と包括支援センターの不手際が孤独死の原因」として約2700万円の損害賠償を求める訴えを起こしました。

いずれも報道された以上の詳細は知りませんが、行政や福祉だけに責任を押し付ければ済む問題でないのは明らかでしょう。行政・医療・福祉の枠を超えて、地域全体で問題解決に取り組むような仕組みを考えていくことが、「ささえる医療」の使命だと考えています。

4. 日本人よ、「公」になれ

「ささえる医療」の担い手

先ほど述べたとおり、今後は病院が不足するのは明らかですから、一刻も早く在宅医療を中心とした支える医療の仕組みを整えていかなくてはなりません。家族に過剰な負担を強いることなく、安心して在宅医療を受けられるようにするにはどうすればいいのでしょうか。

景気の良かった時代なら、儲けたい「民」と、それを管理・サポートする「官」という形で仕組みを作っていけば良かったのだと思います。しかし、この不景気のもとで、「ささえる医療」を純粋に民間の営利事業としてやっていくのは難しいと考えています。とは言え、充分な予算も事業能力も持たない行政に期待するのも非現実的です。

私はやはりこれは「公」でやるしかないと考えています。

公というのはやや抽象的な概念ですが、要するに官僚組織や営利組織ではなく、地域社会を支えることに積極的な喜びを見出し、公共のために尽くすことに使命感を持つ人々が集まって、少しずつ仕事を分担して支え合っていくというイメージです。トクヴィルが『アメリカのデモクラシー』の中で指摘した「市民的結社」(voluntary associations)、あるいは最近の若い人には「社会的企業」(Social Enterprise) と言ったほうが、イメージしやすいかも知れません。

現在の日本の法制度の下では、NPO法人(特定非営利活動法人)という形で、人々を結集するのがやりやすいでしょう(ちなみに先に紹介したオランダのビュルトツォルホも株式会社ではなく財団という形で事業を展開しています)。メンバーは医療・福祉・

介護の専門家、そして法務・財務の専門家が中心になるでしょうが、私は地元のパン屋さんや文房具屋さんなど他（多）業種を巻き込んで、地域の一体感を大切にしてやっていくのが良いと考えています。

公などと言うと、それこそ官や民でやるよりも非現実的な夢物語と思う人もいるでしょう。しかし、これは理想主義者が頭の中でこしらえたユートピア思想ではありません。むしろ私たちが長年にわたり地域医療の現場で悪戦苦闘してきた中で掴んだ実感、つまりリアリズムとして得た結論なのです。

ここ数年、ベンチャーだ何だと言いながら「ささえる医療」をやっていく中で、金もうけをしようと取り組んでいる人は、なぜか途中でうまく行かなくなって脱落していきました。結局、生き残って成果をあげているスタッフは、この町が好きだから町づくりを支えていきたい、町の将来を支えるための人材を育てていきたい、そしてこの町で死んでいきたい、そう思っている人たちだけなのです。

「そんな奇特な人材は、そうそういない」と思う方もいるかも知れません。しかし、前にも申し上げた通り、そのような人材のいない地域は潰れていくしかないというのが私の考えです。ただ、人間そう捨てたものではないということも一応申し上げておきます。

何しろこの夕張にすら、公の精神に溢れた人材が何人もいたのですから。

たとえば、市立診療所の看護部長を務める横田久美子がその代表格です。彼女は総合病院時代から20年以上にわたり、この地で看護師として働いてきました。今はどこの医療機関も看護師不足で悩んでいますから、さまざまな診療科で多くの臨床経験を積み重ねてきた横田なら、ここより高待遇で迎えてくれる病院はいくらでもあったはずです。しかし、横田はあえて夕張に残る決断をしました。そして、「夕張の旧弊は一掃する」などと宣言して、住民とも平気で喧嘩してしまうような私を陰で支えてくれました。もし横田が残ってくれなかったら、他のスタッフも去っていき、患者も来なくなって、診療所はとっくに潰れていたと思います。

夕張生まれ夕張育ちの横田は、私が知らない地元の「物語」を理解していると感じます。だから、正解のない難問にぶつかった時は、横田の判断を尊重するようにしています。もともと「ささえる医療」は、医師よりも看護師、余所者よりも地元の人間が中心となってやっていくものですから、それが自然なことだと考えています。

若手でも、地元出身の逸材がいます。米内美奈子はまだ20代の正看護師ですが、地域を支えたいと破綻後も夕張に残り、自ら訪問看護ステーションを立ち上げて運営しています。この若さで訪問看護ステーションの所長を務めるのは大変だと思いますが、地元の人にかわいがられながら、公として立派に夕張を支えています。

まずは見学から

私が最近考えていることは、「ささえる医療」というものは、あまり具体的で緻密なモデル化をしない方がいいのではないかということです。たとえば行政が細かいところまでしっかり制度化してしまうと、逆にうまくいかなくなるような気がしています。なぜなら、「ささえる医療」は単なる医療や介護の問題ではなく、地域の文化や住民の価値観に深くかかわるものなので、上から一律に制度化するには馴染まないと感じるからです。むしろ、それぞれの地域で、地元の社会的資源・人的資源などをブリコラージュ（寄せ集めて自分で作る）しながら、試行錯誤して作り上げていくしかないのではと考えています。

その際に大事なのは、サービス過剰にならないように気をつけ、住民ができることはなるべく住民自身でやってもらうようにすること。そして、医療関係者は上から指導したい欲望を抑えて、住民のサポート役に徹し、地域の自立と自助の精神を涵養《かんよう》することです。

幸いなことに、すでに「ささえる医療」の参考になる施設は、日本にたくさんあります。永森医師も研修に行ったあの佐久総合病院をはじめ、私がお世話になった佐藤元美先生の藤沢町民病院、その他にも自治医科大学地域医療教室が提携している地域病院がたくさんあります。

いずれも、それぞれの地域の特徴に即した、ユニークな包括ケアを展開しています。これから地域医療に挑戦してみようと考えている方は、ぜひ自分の地域の参考になりそうなところを選んで見学に行ってみて下さい。もちろん、夕張医療センターもひとつの参考にしていただければ幸いです。最近も東大医学部の学生さんなど多くの医療・福祉関係者が見学に来ています。

なお、これまで医療や福祉にまったく携わったことがないという方でも、ためらう必要はありません。たとえば、宮崎県には、官でも民でもない一主婦が、空き家だった普通の民家を3軒借りて作った「かあさんの家」というホームホスピスがあります。

内科医の夫を持つ主婦だった市原美穂さんは、癌で亡くなった患者の遺族らが開催した勉強会に参加したことをきっかけに、在宅ホスピスを志すようになりました。死に直面している患者さんやその家族を温かくもてなしたいという一心で、市原さんは資金もノウハウもなかったにもかかわらずNPO法人を立ち上げました。

市原さんが地域の人々と協力しながら「かあさんの家」を作るまでの経緯は、『ホームホスピス「かあさんの家」のつくり方―ひとり暮らしから、とも暮らしへ―』（市原美穂／木星舎）という本に書かれているので、興味がある方はぜひ読んでみて下さい。

公の精神さえあれば、誰でも「ささえる医療」の担い手になれるということが、よくわかると思います。

斜めのつながりを

私自身も最初はよくわかっていませんでしたが、夕張で試行錯誤しているうちに、「ささえる医療」とは公になることだと気づきました。

そんなに難しいことではありません。平たく言えば、みんなで共同していろいろやっていきましょうというだけの話です。たとえば、先日、知床の羅臼《らうす》町に行ったのですが、街角でみんなでわいわい集まって互いの健康状態を確認しあったり、網元が近所のおじいさんおばあさんにまかないのご飯をちょっと食べさせたり、おおらかに富を分配し支えあっていました。私が言っている公というのは、その程度のものです。要するに、昔の日本社会では当たり前に行われていたことです。

そういう意味で、私の考えている公というのは、単にちょっと昔の古き良き時代へ回帰しましょうと言っているだけに聞こえるかもしれません。しかし、昔と今とでは、「縦のつながり」（親子のつながり）や「横のつながり」（社会のつながり）といった社会関係資本（ソーシャル・キャピタル）のあり方がまったく変わっています。今さら隣組制度など古臭いムラ社会を復活させようとしても難しいでしょう。

だからこそ、これまでの縦や横のつながりだけではなく、新しい時代に適応した「斜めのつながり」、たとえば共通の趣味などを介したつながりなどを築き、新しい公共を作っていかなければなりません。そのやり方は地域によってさまざまでしょうが、それこそオランダのビュルトツォルホのように、インターネットやSNSなど新しい文明の利器を活用して、重層的な社会関係資本を構築していくことも必要になってくると考えています。

高齢者の方の中には、「インターネットなんて無理！」とおっしゃる方もいるかも知れません。しかし、今ではどこでもインターネットに接続できて操作も容易なタブレット端末なども登場し、昔のパソコンとは比較にならないぐらい扱いやすくなっています。ＩＴ業界も高齢者向けのサービスを商機と捉えているようですから、今後はさらに便利なネット環境が整ってくるはずです。自分の健康と安心を守るためですから、「食わず嫌い」は改めて、ぜひ挑戦してみて欲しいと思います。

公の精神

繰り返しになりますが、公への回帰は夢物語ではありません。

そのことは、２０１１年に起きた東日本大震災の被災地でも確信できました。私はボランティアとして毎週のように岩手県の藤沢町民病院に行きました。隣接する気仙沼市からの避難者がたくさん来ていました。

そこで私が目にしたのは、津波で人も金も物もすべて流された被災者の間で、公が自然に立ち上がり、人々が助け合って生き抜いている姿でした。今なお日本人の心の中に公がしっかりと息づいていることを感じることができました。

もちろん、「喉もと過ぎたら熱さを忘れる」のが人間というものかも知れません。

しかし、幸か不幸か、超高齢社会という荒波は、確実に、そして長期間にわたり日本を覆うことになります。われわれ国民が公を望もうが望まなかろうが、それは否応なく求められることになるでしょう。官もダメ、民もダメなら、他に選択肢はありません。それは都会だろうが田舎だろうが一緒です。

夕張の人たちは過去の成功体験にしがみつき、権利ばかりを主張して、寄ってたかって公を破壊してしまいました。だから、いざという時になっても公が機能せず、悲惨な状態に陥りました。しかし、そんな夕張でも、少しずつですが、人々が公に目覚めはじめています。

私はこの国にはまだ希望があると信じています。

おわりに

最後までお読みいただき、ありがとうございました。

はじめに宣言した通り、かなり厳しい批判を展開させていただきました。患者さんに対しても歯に衣《きぬ》着せぬ物言いを繰り返したので、「こんなやつに医者が務まるのか！」と憤りを感じた方も多いかもしれません。

しかし、やはりこのように書くしかなかったと考えています。なぜなら、みんな「案外悪気がない」からです。何事もお任せ、受け身で生きていて、自分は何も悪いことはしていないと信じています。都合の悪いことは知ろうとしないし、知らないふりをしてしまいます。

そんな「悪気のない不作為」が、自分たちの子供や孫の世代にどんな迷惑をかけることになるのか、どうしても気づいて欲しかったのです。残念ですが、人間というものはショックがないと、なかなか本当の「気づき」を得られないものだと思います。

もっとも、「気づき」を得ても、そうすぐに人間が変われるわけではありません。知識として知っていることと、それを実践することの間には大きな隔たりがあります。

ここで告白すると、私が禁煙に成功したのは瀬棚町に診療所を開いた38歳のときです。タバコの弊害は百も承知でしたが、まさに「医者の不養生」でかなりのヘビースモーカーでした。これまでさんざん偉そうなことを言ってきましたが、じつは私自身も本書で批判されてきたような弱くてダメな人間の一人なのです。

「分かっちゃいるけど止《や》められない」

このフレーズは、今は亡き植木等さんの大ヒット曲「スーダラ節」にも出てきます。

植木さんは日本を代表するコメディアンとして知られていますが、実は父親はお寺の住職さんで、ご本人も非常に真面目な人だったそうです。

この「スーダラ節」の歌詞を最初に見た時、植木さんは「こんなふざけた歌は歌えない」と、歌うのを拒否したそうです。ところが、偶然その歌詞を見た父親に「この『分かっちゃいるけど止められない』というのは、仏教でも言われている人間の本質そのものだ」と言われて考えを改め、結果的に大ヒットになったそうです。

面倒なことは出来るだけ先送りしたい。なるべく波風は立てたくない。そんな気持ちから、「変えるリスク」より「変わらないでいるリスク」を無自覚に受け入れてしまうのが人間なのかも知れません。


それでも、私は「人間は変われる」と信じています。

最近もこんなことがありました。不摂生がたたって高血圧になってしまった80代の男性患者さんが外来にやって来ました。私は薬を処方するだけではなく、水分摂取、減塩、食事療法、運動といった生活習慣上のアドバイスをして、自宅で血圧を測定してもらうために血圧手帳を渡しました。

すると、その方は毎日真面目に血圧を測って外来に持ってきてくださいました。徐々に血圧も安定し、外来での血圧は134／65、自宅では120台となかなかの数値です。

最初は血圧手帳に数値を書き込んでいたのですが、「見やすいので、グラフにしてみては？」とお願いしてみたところ、次の外来からきれいな手書きの折れ線グラフになっていました。

さらに先日の外来では、血圧グラフがA4用紙に印刷された立派な折れ線グラフになっていて、びっくりしました。「血圧をグラフにするソフトがあると聞いたので、パソコンにインストールして作ってきた」とのことでした。それまでパソコンに触ったこともなかったのに、「八十の手習い」で始めたそうです。

素晴らしいと思いませんか？　本書では、高齢者の人たちに厳しい物言いをしてしまいましたが、このような立派な方もたくさんいます。特に死生観については、やはり戦争を体験してきた世代の方はしっかりしていると感じることが多いのは事実です。看取りのときも「もういいよ。人間いつかは死ぬんだ」などという台詞《せりふ》が自然に出てきます。

このような方と接していると、高齢者の方々は日本のために頑張って働いてきたのだから、現役世代で手厚く面倒を看るのは当たり前だと自然に思えます。そもそも死んでいく人たちを大切にしない国に愛着なんて持てるわけがありません。地域でしっかり高齢者の方々を支えていける仕組みを作らなければと強く思います。

労働組合も徐々に変わり始めているようです。

２０１０年、労働者協同組合（ワーカーズ・コープ）という団体から、シンポジウムのお誘いを受けました。その名称から、最初は何となく「不都合なことは何でも人のせいにして、徒党を組んで自らの権利ばかり主張する団体ではないか」とネガティブなイメージを持ってしまったのですが、話を聞いてみたら大違いでした。

ただ仕事や権利を要求するのではなく、地域社会のために自分たちで仕事を作り出してシェアしていこうという、まさに私たちと同じようなことに取り組んでいる人たちでした。シンポジウムのスローガンも「生活と地域に新しい可能性を生み出す協同労働が、良い仕事、新しい公共を担い、仕事を起こして地域社会の新たな創造をしていく」という共感できるものだったので、喜んでお引き受けしました。

シンポジウムでは「夕張希望のまちづくり——公の力が地域を作る——」というテーマで、夕張での「ささえる医療」の実践の話をメインに、地域医療再生、町づくり、高齢化社会の医療のあり方、在宅医療の推進、予防医療などの話をさせていただきました。いつもの調子で、組合批判なども織り交ぜて話をしましたが、みんな熱心に聞いてくださいました。

人任せにせず、自ら考えて行動して、責任を分かち合って地域に役立つ仕事を起こそうというのなら、労働組合も新たな公共の担い手になれるのかも知れません。

日本人の心の中には、もともと「公の精神」が息づいているのだと感じています。

本来勤勉で真面目な国民なのですから、必ず自分たちの子供や孫に「この国に生まれてよかった」と思ってもらえるような素晴らしい社会を作れると私は信じています。

そのような国づくりに、この本が少しでも貢献できれば、著者として大変嬉しく思います。

＊　＊　＊

2012年8月、私は5年あまりを過ごした夕張市を離れることにしました。夕張の医療再建の目途が立ち、それを担っていく人材も育った以上、いつまでも私のような「老兵」が君臨しているべきではありません。私はお隣の岩見沢市に新たな診療所「ささえる医療クリニック岩見沢」を開業し、今はここを拠点に、新たな健康づくりとまちづくりに取り組んでいます。

夕張医療センターの方は、歯科医の八田政浩先生に理事長に就任してもらい、薬剤師の池元洋平さんに常務理事として支えてもらう体制となりました。夕張市立診療所の所長も、3年前に夕張にやって来た森田洋之医師にかわりました。森田医師は一橋大学経済学部を卒業した後、宮崎医科大学に入り直して医者になったという変り種です。都市部の大病院で高齢者医療に携わっていた時、あまりに多くの胃ろうが行われていることに疑問を感じ、この夕張に移って来ました。

もっとも、「ささえる医療」はビュルトツォルホのようにフラットな組織を目指しているので、誰が理事長だとか誰が所長だとかは関係ありません。あくまでも、地元に強い思い入れを持った人が、年代や職種も関係なく、ただそれぞれに公の精神を持って地域を支えていくだけです。

夕張市から始まった「ささえる医療」も、その理念に共感してくれる仲間たちが徐々に増えてきて、現在では旭川市、栗山町、由仁町《ゆにちょう》、足寄町、そして岩見沢市と、空知地方を中心に六ヶ所の拠点を構えるまでになりました。

しかし、「ささえる医療」の挑戦はまだ始まったばかりです。超高齢社会の到来はすぐ目前に迫っているので、立ち止まっている余裕はありません。人々が誇りを持って生き、安心して齢《よわい》を重ねていくことが出来るようなまちづくりの仕組みを、全国に広げていきたいと考えています。

もし我々の理念に共感してくださる方がいたら、ぜひお力を貸していただければと思います。

＊　＊　＊

最後に、これまで私を支えてくれた方々に、この場を借りて、御礼申し上げたいと思います。

故・五十嵐正紘先生は、自治医科大学で医師としての基本姿勢を教えてくださいました。また、藤沢町民病院の佐藤元美先生は、地域医療とはまちづくりであることを、身をもって示してくださいました。恩師であるお二方のご指導のおかげで、曲がりなりにも地域医療の最前線で仕事を続けて来られたのだと思っています。

元厚生労働事務次官で、現在は東京大学高齢社会総合研究機構特任教授の辻哲夫氏との出会いは、官僚に対する偏見を見直すきっかけを与えてくれました。在宅診療専門診療所ケアタウン小平クリニック院長の山崎章郎《ふみお》氏には、著書『病院で死ぬということ』

（文春文庫）を通じて、死生観について教えていただきました。雲の上の存在であったお二人とシンポジウムで同席する機会を得て、さらに閉会後にお酒を飲みながら熱く議論させていただいたことは、高齢社会における医療のあり方について、多くの知見をもたらしてくれました。

ＮＰＯ法人「白十字在宅ボランティアの会」理事長の秋山正子さんには、夕張で訪問看護ステーションを立ち上げる際に、多大なお力添えを賜《たまわ》りました。「市ヶ谷のマザーテレサ」と呼ばれる秋山さんの存在が、若い看護師たちにとってどれほど心強いものであったか、言葉では言い表せません。

「ささえる医療」の仲間たちには、本当にいつも助けられています。紙幅の都合で全員の名前を挙げることはできませんが、とくに永森克志医師には、講演会などで全国を飛び回る私の代わりに患者さんの診察を受け持ってもらうなど、とても世話になっています。読書家の彼がさまざまなジャンルの本を薦めてくれることも、新しい知識や視野を獲得する上で、大いに役立っていると感じています。

また、私が勝手に「ささえる医療」の仲間だと思っている故人が２人います。お一方は、ノンフィクションライターの川本敏郎氏です。本当に取材熱心な方で、私の話を何度も聞きに来てくれただけではなく、膨大な数の関係者に丹念な取材をして、『医師・村上智彦の闘い―夕張 希望のまちづくりへ』(時事通信社)という本を書いてくれました。当事者の私自身ですら把握していなかった事実関係がしっかりと整理されていて、本書を執筆するにあたり、どれほど参考にさせてもらったかわかりません。もうお一方は、長年にわたり岩見沢市で地域医療に取り組み、今年1月に逝去された医師の小嶋良友氏です。小嶋氏が閉鎖していた医療施設を提供してくださったおかげで、「ささえる医療クリニック岩見沢」を開業することが出来ました。

そして、作家の海堂尊さん。本書のゲラを読んでくださり、素晴らしい書評を寄せてくれました。海堂さんのことは、日本の医療を守っていく同志だと思っています。また、本書の執筆にあたっては、新潮社学芸出版部の三辺直太さんにお世話になりました。

最後に、いつも私を支えてくれる家族に感謝の言葉を伝えたい。ありがとう。

2013年2月

村上 智彦

村上智彦　1961(昭和36)年北海道生まれ。医師。北海道薬科大学、金沢医科大学医学部卒業。自治医科大学地域医療学教室で地域包括ケアを学ぶ。現在、NPO法人ささえる医療研究所理事長。2009年、若月賞受賞。

Ⓢ新潮新書

513

医療《いりょう》にたかるな

著者　村上智彦《むらかみともひこ》

2013年3月20日　発行

発行者　佐藤隆信

発行所　株式会社新潮社
〒162-8711　東京都新宿区矢来町71番地
編集部(03)3266-5430　読者係(03)3266-5111
http://www.shinchosha.co.jp

印刷所　二光印刷株式会社

製本所　株式会社大進堂

ISBN978-4-10-610513-5 C0247

価格はカバーに表示してあります。

Ⓢ新潮新書

218
医療の限界
小松秀樹

日本人は死生観を失った。安心・安全は幻想である。患者は消費者ではない——。『医療崩壊』で注目の臨床医が鋭く問う、日本医療が直面する重大な選択肢とは。

348
医薬品クライシス
78兆円市場の激震
佐藤健太郎

開発競争が熾烈を極めるなか、大型新薬が生まれなくなった。その一方で、頭をよくする薬や不老長寿薬という「夢の薬」は現実味を帯びる。最先端の科学とビジネスが織りなすドラマ！

306
偽善の医療
里見清一

「〝患者さま〟という呼称を撲滅せよ」「セカンドオピニオンを有難がるな」「有名人の癌闘病記は間違いだらけ」——医療にまつわる様々な偽善を現役医師が喝破する。

403
人間の往生
看取りの医師が考える
大井　玄

現代人は、自然の摂理と死の全身的理解を失っている。在宅看取りの実際と脳科学による知見、哲学的考察を通して、人間として迎えるべき往生の意義をときあかす。

508
専門書が伝えないがんと患者の物語
中川恵一

お金の問題、医者とのつきあい方、放射能のリスク、検診の落とし穴……専門書を読むだけでは見えてこない、がんと患者のほんとうのところを物語仕立てでやさしく解説。